名市大ブックス 1

人生100年時代

健康長寿への14の提言

名古屋市立大学 編

「名市大ブックス」シリーズ 発刊に至るまで

名古屋市立大学　学長　郡 健二郎

名古屋市立大学（名市大）は２０２０年10月28日、開学70周年を迎えます。本書「名市大ブックス」シリーズは、それを記念し、皆さまの健康を増進させる本としてまとめたもので、本年10月から12月までに４冊を上梓する予定です。

一冊に14名の著者が、それぞれの専門領域から、心を込めて執筆しました。好評であれば、来年度以降にも引き続いて発刊できればと思っています。

実は、「名市大ブックス」を上梓する理由はもうひとつあります。名市大は、〝優れた人材の育成〟、〝先端的研究の遂行〟、〝高度医療の提供〟の３つの使命を抱えていますが、それらを通して「社会に貢献する」ことにも積極的に取り組んでいます。

その成果でしょうか。名市大は、日本経済新聞社による全国７５５の国公私立大学対象の「大学の地域貢献度に関する全国調査２０１９」で、全国5位、東海地域1位、公立大学1位の過分な評価をいただきました。

また、国連が掲げる持続可能な開発目標（ＳＤＧｓ：Sustainable Development Goals）の目標３「すべての人に健康と福祉を」への取り組みに対して、英国の高等教育専門誌タイムズ・ハイヤー・エデュケーション（ＴＨＥ）から世界16位、２年連続国内１位の大学と評価されました。

しかし、本年４月からは、新型ウイルス感染症によりこれらの社会活動ができなくなっています。そこで市民の方々に親しまれ、役立つ書籍をまとめよう、という話が学内で広がりました。このことが上梓するもうひとつの、いや本当の理由です。

名市大は、皆さまのご支援を得ながら大きく進化してきました。特に、公立大学では唯一、医・薬・看護の医療系３学部を有し、７学部７研究科からなる総合大学に発展しています。

さらに、来年度（２０２１年）には、名古屋市立東部・西部の２つの医療センターも大学病院になります。３つの病院を合わせた１８００床からなる大学病院は、国公立大学では全国最大規模となり、診療・教育・研究は一層加速度的に飛躍することが期待されています。

これら3病院で働く医療人を中心に、第1巻では、「人生１００年時代、健康長寿への14の提言」をテーマとして、先端的な診療や研究をベースに、わかりやすくまとめています。

「名市大ブックス」シリーズが市民の皆さまに愛され、大きく育っていけますことを願っております。

目次
Contents

生涯健康　イキイキ人生

名古屋市立大学　学長　郡　健二郎

あなたの幸せは何でしょうか？　家族、趣味、お金、名誉―人によって答えは異なりますが、「健康」はすべての人に共通した幸せです。超高齢社会になった現在、長生きだけでは物足りません。「健康で明るく長生き」したいものです。ここでは、「名市大ブックス」シリーズの先陣を切って、総説的にお話します。

あなたも健康で100歳の長寿者になれる

日本人の平均寿命は、女性は87・３歳、男性は81・２歳で、長寿社会は年々進んでいます。２０１９年の総務省の統計によれば、日本の総人口１億２６１８万人のうち65歳以上の高齢者は３５８８万人で、総人口の28・１％。75歳以上のいわゆる後期高齢者は１７９６万人で、総人口の14・２％に達しています。

では、昨年１００歳を迎えられた人は何人でしょうか？

なんと３万７００５人です。想像よりはるかに多いのではないでしょうか。

図表1　100歳以上を迎えた長寿者

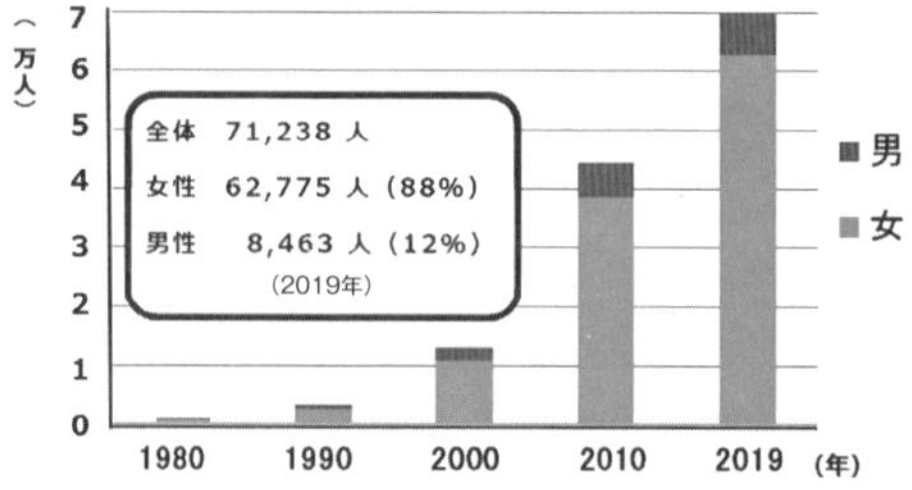

（厚生労働省2019年9月しらべ）

100年前に生まれた人数（出生数）は約180万人なので、約2％の人が100歳を迎えられたことになります。小学校1クラス（約50人）に1人が100歳になる計算です。これにまつわる話として、政府は100歳の長寿者に銀杯を贈っていますが、100歳人口が増えたためか最近、純銀から銀メッキに替わったそうです。

19年の100歳以上の長寿者は7万1238人で、うち女性は6万2775人（約88％）、男性は8463人（約12％）です。この40年間の、100歳以上の人口の伸びは、驚くばかりです（図表1）。

「2％の人が100歳になる時代」が続けば、団塊の世代が100歳になるときには、100歳以上の人口は70万人にも達すると試算されます。その時代は30年も経たずにやってきますが、残念ながら社会や行政の超長寿社会への準備は不十分のように思えます。

日本人は「健康寿命」と「平均寿命」に10年近い開きが

自分で自分の身を守るためには、生涯健康でいたいものです。それを示す指標として、WHO[※1]（世界保健機関）が提唱した「健康寿命」があります。

「健康寿命」とは、介護を受けず、自立して生活できるまでの年齢です。

2016年の統計によると、日本の平均健康寿命は、女性では74・8歳、男性

※1 WHO
（World Health Organization）人間の健康を基本的人権のひとつと捉え、その達成を目的として設立された国際連合の専門機関。1948年設立。本部はスイス・ジュネーヴ。設立日である4月7日は世界保健デーになっている。

図表2　世界の平均寿命と健康寿命の差（2016年）

健康寿命の順位	国名	健康寿命（歳）	平均寿命（歳）	平均寿命と健康寿命の差（年）
1位	シンガポール	76.2	82.9	6.7
2位	日本	74.8	84.2	9.4
3位	スペイン	73.8	83.1	9.3
4位	スイス	73.5	82.9	9.8
5位	フランス	73.4	83.3	9.5

（World Health Organization Life expectancy and Health life expectancy Data by countryより）

では72・1歳です。問題なのは、平均寿命と健康寿命との間に、男性では約9年、女性では約12年もの開きがあることです。海外の長寿国でもこの年齢差は大きいですが、超高齢社会で膨大する福祉介護費のあり方などを考えるとき、この年齢差をいかに縮めるかが、日本の喫緊の課題といえます（図表2）。

少しうれしい話をします。本書の読者の多くは東海3県の方々だと思いますが、健康寿命の全国上位には、愛知県、三重県、岐阜県、静岡県があります。この地域は温暖な気候と豊かな食生活に恵まれ、後で述べる「1次予防」が自然にできているためでしょう（図表3）。

高齢者が心がけたいのは、ＱＯＬ[※2]（生活の質）を高めることです。腰痛や関節痛、尿の漏れや夜間の頻尿、視力や聴力の低下、口腔内の痛みなどの慢性疾患を抱えると、生活の行動範囲が狭くなります。考え方も後ろ向きになって、ＱＯＬが低下します。

長寿社会では、これまであまり力をいれてこなかった慢性疾患の基礎研究と、その成果を踏まえた新たな予防法や治療法の開発が大切になります。本書および本シリーズでは、さまざまな慢性疾患についてくわしく述べています。

健康で暮らすためには「予防と治療」

健康で長生きする基本は「予防と治療」です。「治療については、名市大があるので心配いりません」と私は冗談交じりで話していますが、まずは個人が「予

図表3　都道府県別の健康寿命

	男性	女性
愛知	73.1（3位）	76.3（1位）
岐阜	72.9（4位）	75.7（7位）
三重	71.8（13位）	76.3（2位）
静岡	72.6（6位）	75.4（13位）

（厚生労働省「健康日本21」より）

※2　ＱＯＬ（Quality of Life）排せつ・運動・視力・食事などの障害あるいは治療による副作用などにより、通常の生活ができなくなったとき、自分らしく生活の質を維持することを目指す、という考え方。治療法の選択には、治療効果だけでなく、ＱＯＬを考えることが大切。

防」することが、健康にとって最も重要です。

予防は1次、2次、3次の3つに分類されます。この3つの中で大切なのは、病気の発症を未然に防ぐ「1次予防」です（図表4）。

「1次予防」は、健康を増進するための生活習慣の改善（食生活、禁煙、減塩、適度な運動、ストレスの解消など）が主たるものです。今回の新型ウイルス感染症でその必要性を再認識した手洗い、マスク、そして完成が待たれる予防接種（ワクチン）も含まれます。

「2次予防」は、病気が重症化する前に早期に発見し、治療を受けることです。健康診断や人間ドックが、その代表例です。「3次予防」は、重症になった患者さんが社会に復帰するための、治療やリハビリなどを指します。

予防には、個人が行う予防と、社会（行政）が行う予防とがあります。個人が行う予防の多くは、生活習慣を改善する1次予防です。社会が行う予防とは、ごみ収集や上下水道など衛生環境の整備、新型ウイルス感染症であればクラスター発生の防止や、世界レベルのパンデミックの予防です。

「5つの生活習慣」でがんを予防する

「健康で長生き」をするには、死亡の原因（死因）を知り、その予防をすることが重要です。わが国における死因は、「がん、心疾患、脳疾患、老衰、肺炎」

図表4　予防とは

1次予防	病気にならないように防ぐ（生活習慣の改善、禁煙、減塩、運動、**感染防止、予防接種**など）
2次予防	早期発見、早期治療により重症化を防ぐ（健康診断、人間ドックなど）
3次予防	社会復帰を促し、再発を防ぐ（保健指導、リハビリテーションなど）

の５つが大半を占めており、これらの病気の原因を未然に防ぐことが、健康と長生きの秘訣だといえます（図表５）。

特にがんについては、今の時代、日本人の２人に１人が、一生のうちに一度はがんになるといわれています。がんを予防する方法は、「禁煙、節酒、正しい食生活、適度な身体活動、適正体重の維持」の５つの生活習慣です。生活習慣が原因になったと思われるがんは、男性では53・３％、女性では27・８％にもなります。各がんについては、本シリーズの中でくわしく話していきます。

①禁煙…タバコは、肺がん、食道がん、すい臓がん、胃がん、大腸がん、膀胱《ぼうこう》がん、乳がんなど、多くのがんの主たる原因です。受動喫煙の予防を含めて、禁煙は最も重要です。

②節酒…お酒は食道がん、大腸がんと強い関連があります。アルコールの適量の目安は、日本酒なら１日１合、ビールは大瓶１本とされています。

③食生活…減塩（１日あたり男性８・０g未満、女性７・０g未満）に気を配りますが、高血圧や腎臓機能低下があればさらに制限が必要です。また、野菜と果物を毎日摂取し（厚労省の推奨は１日３５０g）、熱い飲み物や食べ物は摂りすぎないようにしましょう。

図表5　わが国の死因ワースト5
（2018年の死亡総数…136万2,000人）

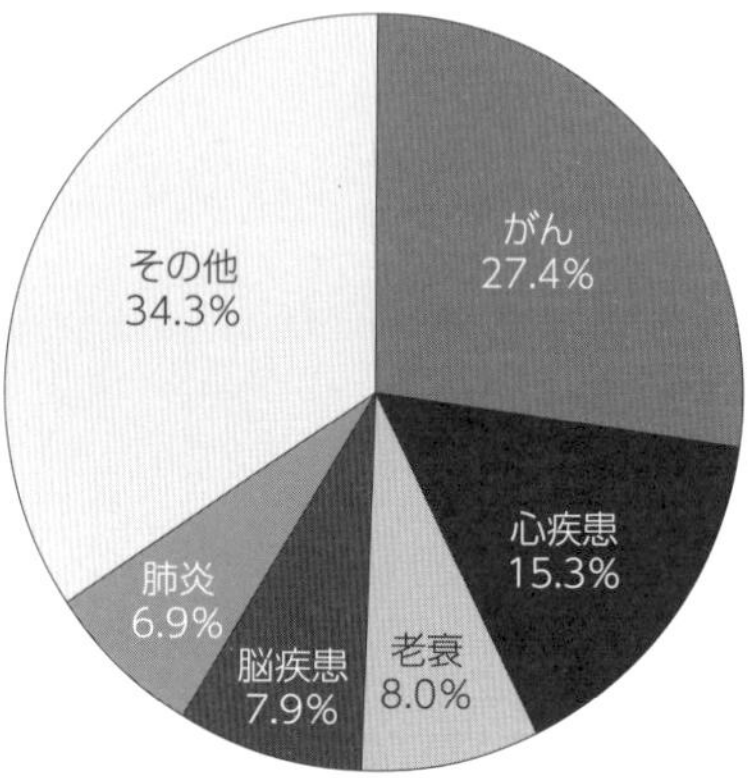

（厚生労働省人口動態統計より）

図表6　運動不足による病気メカニズム

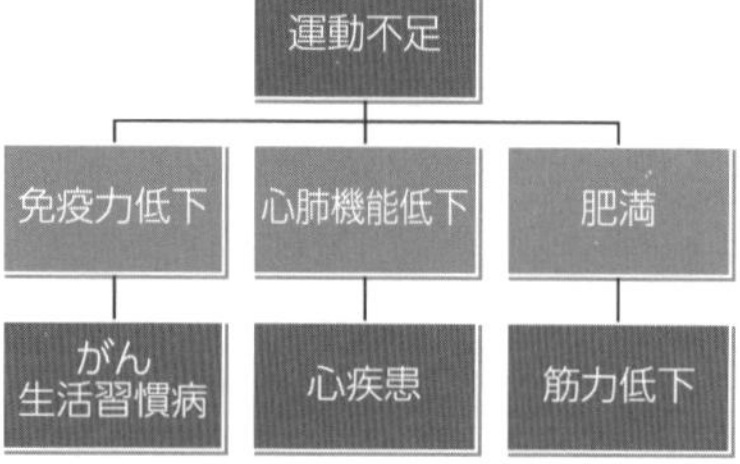

④適度な運動…身体を動かすことは、がんだけでなく心疾患も予防し、身体機能を高めるので大切です。推奨される目安は、18〜64歳では毎日60分の歩行に相当する身体活動と、毎週60分の負荷をかけた運動で、65歳以上では毎日40分の身体活動です。

運動不足になると、免疫力の低下、心肺機能の低下、肥満を引き起こし、いろんな病気を発症しやすくなると報告されています（図表6）。

⑤適正体重の維持…肥満度を示す指標にＢＭＩがあります。男性ではＢＭＩが21・０〜26・９、女性では21・０〜24・９で、死亡のリスクが低いことがわかっています（図表7）。

ストレスによっても、交感神経が過敏となり、血管の過剰な収縮や免疫力の低下によって、がん、高血圧、動脈硬化が発症しやすくなるので、ストレスが少ない生活を心がけてください（図表8）。

いつから、なぜ、わが国の平均寿命は伸びたのか？

「健康で長生き」をするために、わが国の平均寿命がいつ頃から、なぜ伸びたのかを考えることは有益です。わが国には、長年にわたる詳細なデータがあるので、深く分析し活用することが重要です。

図表7　BMI値と死亡リスクとの関連（男性）

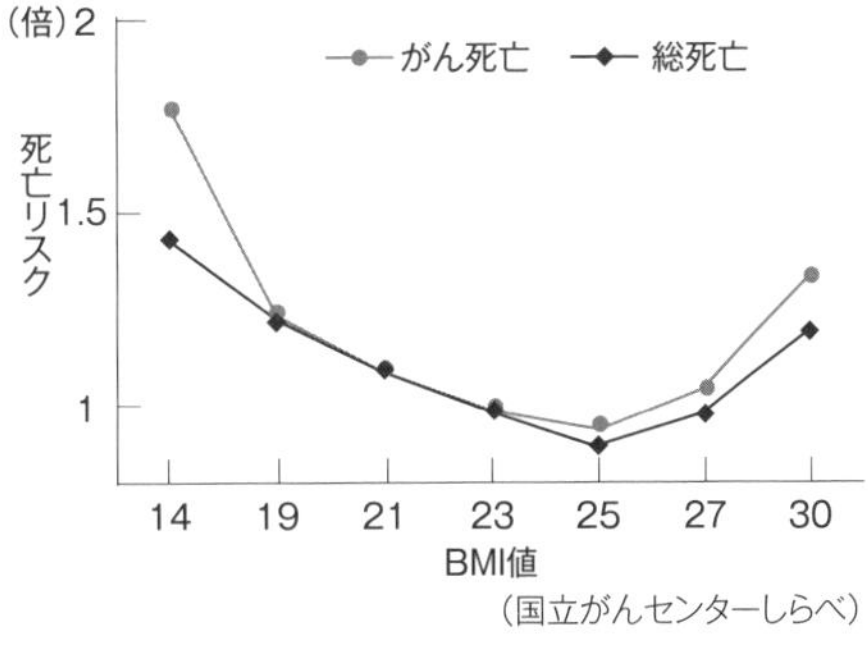

（国立がんセンターしらべ）

図表8　ストレスによる病気メカニズム

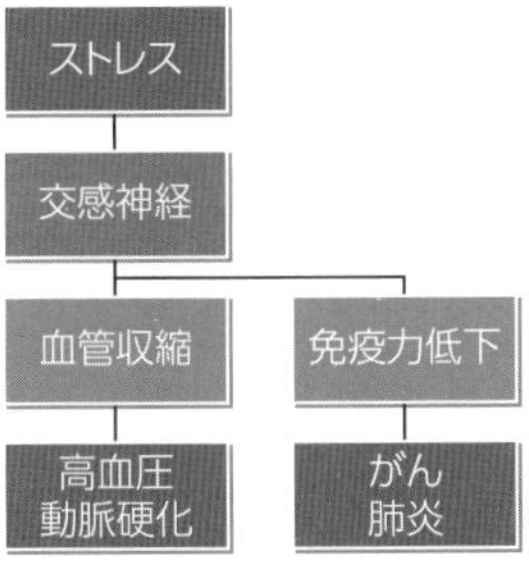

日本の平均寿命が50歳を超えたのは１９４７年。わずか70年前のことです。織田信長は桶狭間の戦いを前にして、幸若舞「敦盛」の一節「人間50年、化天のうちを比ぶれば、夢幻のごとくなり…」を謡い舞ったそうですが、当時の平均寿命は30～40歳。病気による死因の多くは、感染症でした。

世界的に見ても、人類の歴史は感染症との戦いでした。歴史的に有名なのは、14世紀にヨーロッパで大流行したペスト、19世紀から20世紀にかけて7回も流行したコレラ、第1次世界大戦中に猛威を振るったスペイン風邪などです。

そのひとつ天然痘は、わが国では東大寺大仏の造立につながったことや、コロンブスの新大陸上陸により、原住民に大流行したことで知られています。その長い戦いに休止符を打ったのが、ジェンナー※3です。ジェンナーが開発した種痘法により、WHOは１９８０年に撲滅宣言をし、開発した5月14日を種痘記念日としました。

結核、赤痢、寄生虫も人類を長年にわたり苦しめましたが、衛生管理、予防接種などの1次予防と薬剤により、現在では死亡者はほぼなくなりました。

わが国のこの１００年間の死因を見ても、肺炎、赤痢などによる胃腸炎、結核など感染症で亡くなる人は戦後激減し、悪性腫瘍（主にがん）や心疾患が増えています。ただ注意したいのは、最近高齢者で肺炎が増えていることです（図表9）。

図表9　この100年間の死亡原因の推移

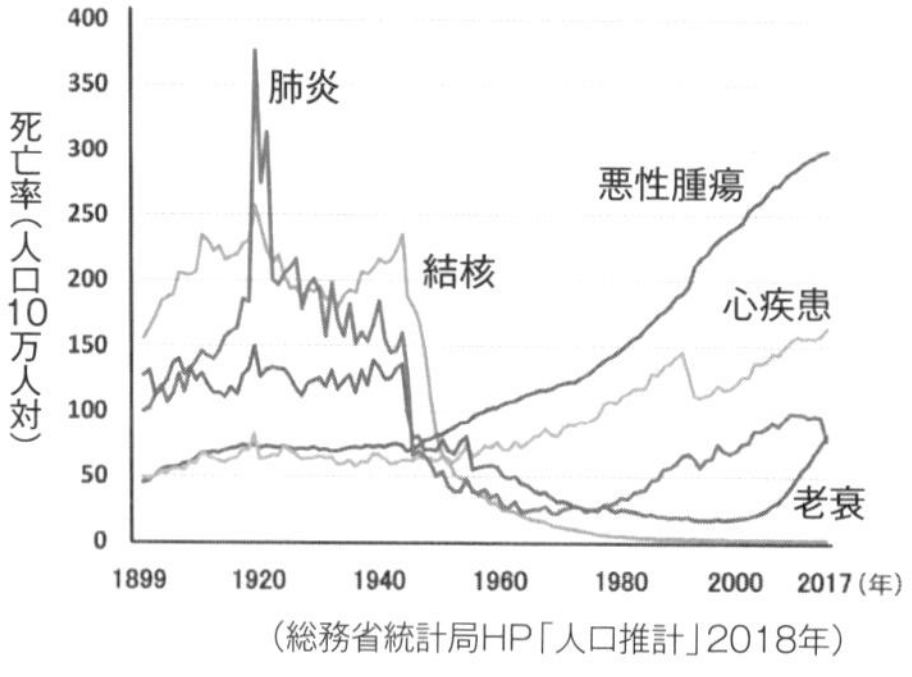

（総務省統計局HP「人口推計」2018年）

※3　エドワード・ジェンナー（1749～1823）
イギリスの医学者。天然痘の種痘法を開発し、近代免疫学の父といわれる。牛と接し牛痘にかかった人は天然痘にならない、という言い伝えに着目し、天然痘の予防に使えないかと考え、18年間にわたって研究を続け、天然痘の予防に成功した。

男女による病気の違いから「健康長寿」の生き方を考える

わが国では、女性が100歳以上の人口の88%を占め、平均寿命が男性に比べて長く、平均寿命と健康寿命の年齢差が大きいことを前述しました。年齢別の「人口性比」（女性100人に対する男性の人数）を見てみると、64歳まではほぼ男女同人数ですが、65歳から男性の人口がゆるやかに減少するのがわかります（図表10）。

この性差による違いは「健康で長生き」を考える上で重要です。

性差がある理由のひとつは、男女でなりやすい病気が違うことにあります。男性が女性に比べてなりやすい病気は、日本人の死因のトップを占める心疾患、がん、肺炎。女性に多い病気は、骨粗しょう症、関節炎、アルツハイマー病です。米国の老年病学者、ロバート・パーラーによると胃がん、肺がん、肝臓がん、大腸がんの発病は男性で約2倍多く、その理由は女性の免疫力が強いため、としています。また、女性ホルモンのひとつ「エストロゲン」が血圧と血中の悪玉コレステロールを下げるため、女性に心疾患が少ないこともわかっています。基礎代謝[※4]が低いことも、女性が長生きする理由と考えられています。

動物でもメスが長生きです。子孫を残し、種を存続させる自然の摂理だといわれますが、科学的にもっと掘り下げて研究すべきテーマです。

図表10　人口性比（女性100人に対する男性の数）
（2018年）

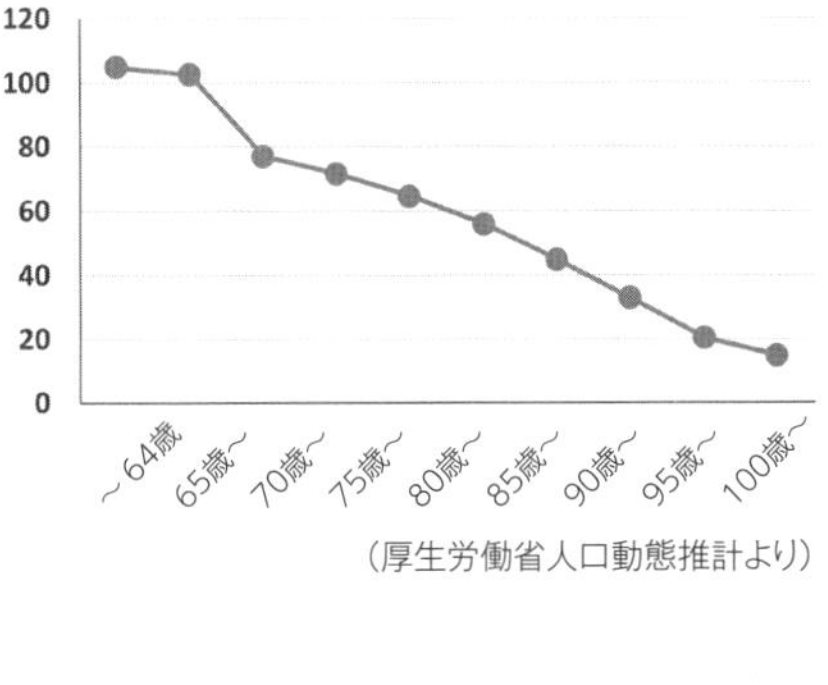

（厚生労働省人口動態推計より）

※4 **基礎代謝**
生きていくために必要な最低限のエネルギーのこと。女性は少ないエネルギーで生きることができるので、老化を促す「活性酸素」が発生されにくい。活性酸素は、激しい運動や紫外線を避けることで減らせる。

ご存じですか？「高齢社会と超高齢社会」のちがい

「高齢化社会」とは、65歳以上の高齢者が人口の7％を超えた社会をいい、日本は1970年に高齢化社会になっています。94年には14％を超えて「高齢社会」となり、07年には21％を超えて「超高齢社会」となり、現在では28％。この高齢化率の速さは、世界的にも類を見ません。

これら3つの名称は、高齢化率が7％増えるごとに変わっています。高齢化率が28％になった現在、新たな名称が生まれるのか、興味が湧きます。なお、最近の「長寿社会」は、長寿者をたたえてのことでしょう。

遺伝性による病気と生活習慣による病気

「予防と治療」を中心に話を進めてきましたが、いくら予防をしても大病になってしまうことがあります。その多くは、遺伝性による病気です。生まれつきに見られる病気と、成人になってから発症する病気とがあり、原因、症状、治療法は多様です。

本シリーズでは、出生前診断や、生活習慣病など遺伝性による病気も多く取り上げています。

患者に尽くす医師に出会って生涯健康

健康を保つには、「予防と治療」が大切だとお話しました。それには、患者さんに寄り添って治療をする良い医者に巡り会うことです。「二人の偉人」を紹介しながら、私が目ざす医師像をお話しします。

16世紀に手術技法の基礎を開発したアンブロワーズ・パレ※5は「医師は、時に治すことができる。しばしば和らげることができる。いつも慰めることはできる。医学はいつもできることを放棄し、時にしかできないことに集中している」の名言を残しています。

パレは「外科医の父」とたたえられる卓越した技術を持ち、謙虚さと慈しみを兼ね備えた医師でした。パレのような温かい心を持った医師に巡り会うことができれば、病気は治り、癒されることでしょう。

もう一人は、作家の司馬遼太郎さんがエッセーの中で「人のために生きた人生ほど美しいものはない」とたたえた緒方洪庵《こうあん》※6です。洪庵は、幕末に西洋医学を学び、私財を投じて「適塾《てきじゅく》」を大坂に設立し、福沢諭吉や大村益次郎など、明治時代を築いた多くの逸材を世に輩出しました。洪庵は、自らと弟子の医学や生活に厳しく、患者のために尽くす考え方を、12か条からなる訓戒「扶氏医戒之略《ふしいかいのりゃく》（図表11）」として記しました。

※5　アンブロワーズ・パレ
（1510〜1590）
フランスの外科医。「近代外科学の祖」とたたえられる。患者に対して愛護的な態度で接したことでも有名。シャルル9世から「民衆よりもっとよい手当をしてくれ」といわれ、「それはできません。すべての病人に国王と同じ手当をしているからです」と答えたという逸話が残っている。著書はオランダ語訳を経て、華岡青洲の手に渡り、日本の外科診療に大きな影響を与えた。

※6　緒方洪庵
（1810〜1863）
江戸時代後期の武士、医師、蘭学者。長崎へ遊学し、西洋医学を学ぶ。天然痘治療に尽くし、「近代医学の祖」とたたえられる。福沢諭吉は洪庵を「まことに類い稀なる幸徳の君子なり」と評した。塾生の生活あるいは学習態度が悪いときは、退塾などに処したこともあり、厳格な人物でもあった。

私は毎年、入学直後の医学生に、この「二人の偉人」について紹介し、医学に携わる者の心構えを話しています。このとき、私自身も初心に戻り、医師としての姿勢を正し、凛《りん》とした気持ちになります。

健康で長生きすれば幸せと言えるか

最近、健康な高齢者から、「毎日が退屈だ」とか「1人で寂しい」といった類いの話を耳にします。それではせっかく「健康で長生き」しても、「幸せ」とはいえません。この難題に対して、私たちが医療面からお役に立てることは少ないですが、活力ある日本を築くためにも「健康で明るく長生き」する社会作りが必要です。

私は泌尿器科医ですが、前立腺肥大やがんの患者さんが多く、診察する患者さんの平均年齢は80歳ほどです。しかし背筋がピンと伸び、輝いた目をした患者さんは珍しくなく、患者さんから刺激を受けることがあります。このような活気ある高齢者の共通点は、仕事やボランティア、趣味を楽しんでいることや、家族や友人との交わりを持っていることです。人間関係が希薄になっている現代だからこそ、人との交わりには日頃から努めるようにしたいものです。

昨今、日本人の特性であった他人への優しさや思いやりが薄れ、「愛」が乏しくなっています。家族、友人、地域、職場への「愛」を高めることが、「生涯健

図表11 「扶氏医戒之略」第1条

人の為に生活して
己の為に生活せざるを
本體とす
安逸を思わず
名利を顧みず
唯己をすて
人を救わんことを
希うべし

【超少子化対策に取り組む】

わが国では「超少子化」が急速に進み、昨年の出生数は90万人を割った。団塊の世代は一学年の人口が約280万人だが、その約3分の1という少なさだ。この状態が続けば、日本の将来は活気を失うだろう。

超少子化について、本書では掘り下げて話していないが、社会全体で取り組むべき喫緊の課題であることを強調したい。それを踏まえ、本シリーズでは、不妊症や不育症、子供の病気も意識して取り上げている。

康でイキイキ人生」になるのではないでしょうか。

このことは、私自身に言い聞かせながら書いています。私には子供がいませんが、老後は社会に多少なりともお役に立つことで、イキイキ人生を送ろうと思っています。

現在、人類は新型ウイルスの世界的流行に直面しています。人類の病気との戦いは、これからも続きます。自然破壊が進むことで新たな病原体が現れたり、科学の進歩が逆に想像できない病気や災害を引き起こしたりすることもあるかもしれません。

しかし人類は優秀です。未知の難病に対しても、その原因を地道に究明し、患者さんに信頼される治療と予防をすることで、活力ある長寿社会は不滅だと信じています。

本シリーズが、皆さんが「生涯健康でイキイキ生活」を送るための一助になることを、心より願っています。

激増する心不全 どう予防する?

医学研究科循環器内科学 教授 大手 信之

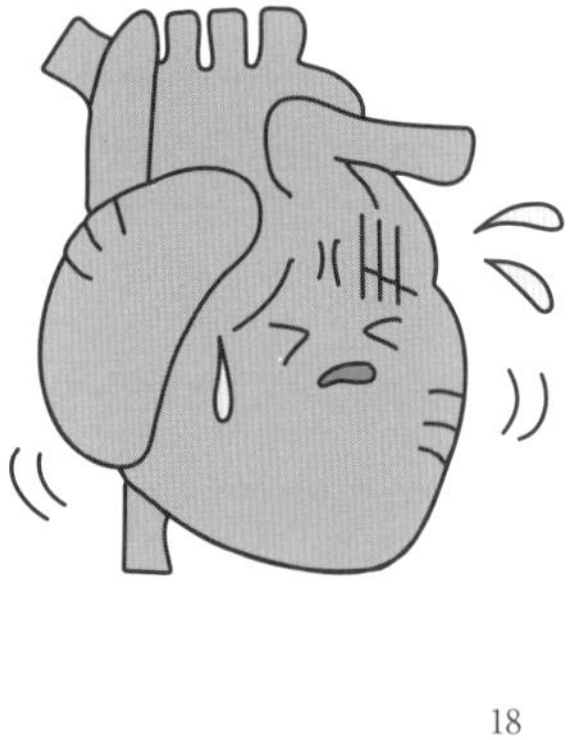

シニア世代に著しく増えている〝心臓病の末期像〟である「心不全」。心不全診療の視点からいうと、健康な老後を送るためのカギは、いかに高血圧を管理するかです。

心不全とは

心不全は「心臓が悪いために息切れやむくみが起こり、だんだん悪くなり、生命を縮める病気」です。

令和に入って、日本における心不全の年間新規発症者は約25万人に達しました（図表1）。これはもはやパンデミック（世界的に流行する伝染病）だと、日本循環器学会は対策を急いでいます。心不全は人から人への感染こそありませんが、その発症数や死亡率の高さから、新型コロナウイルス感染症と同様に、人々から命や喜びを奪う恐ろしい病気といえます。

心不全は治療の視点から、手術などで改善が可能な病気と、そうでないものの、大きく2つに分けられます。手術で直せるものの代表が「心臓弁膜症」です。それ以外に冠動脈疾患や高血圧を主な原因として発症する心不全があり、大部分の心不全が後者で、バイパス手術などでよくなることもありますが、原則はお薬による治療を行います。

心臓弁膜症とは

心臓にある4つの弁が、うまく開かなくなったり、しっかり閉まらなくなったりするのが「弁膜症」です。無症状の期間が長く続きますが、ひとたび症状が出ると徐々に、また確実に症状が悪化します。急に心不全を発症することもあります。

多くは自覚症状が出る前、健康診断や近所のクリニック受診などの際に「心臓に雑音がありますね」「胸部レントゲン写真で心臓が大きく映っています」などと指摘され、紹介先の専門医で診断されます。

弁膜症にもいくつか種類がありますが、ここでは70歳以上

図表1　日本における高齢者心不全発症数の増加

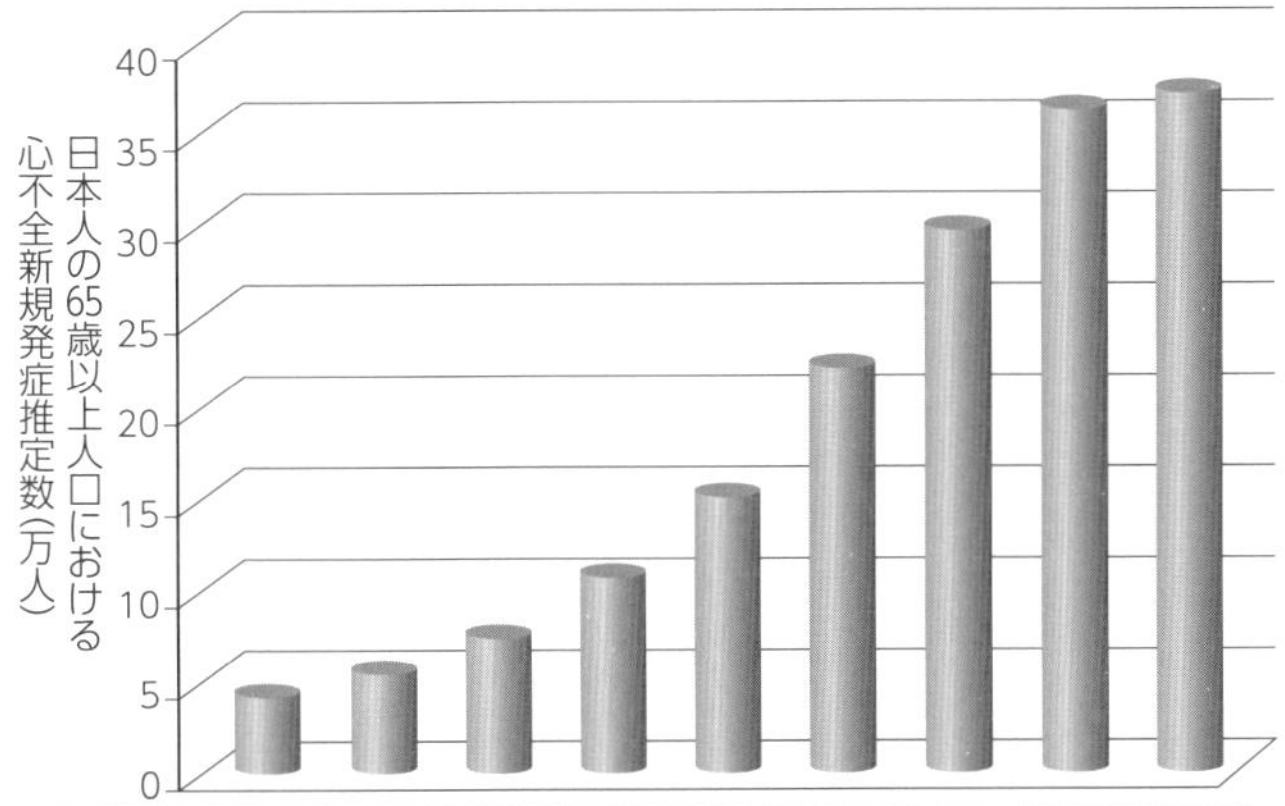

年	1950	1960	1970	1980	1990	2000	2010	2020	2030
65歳以上の高齢者の割合	4.9	5.7	7.1	9.1	12.1	17.4	23.0	29.1	31.6
日本の総人口(単位・百万人)	83.2	93.4	130.7	117.1	123.6	126.9	128.1	124.1	116.6

現在でも心不全の年間新規発症は多いが、今後ますます増加する(縦軸:日本人の65歳以上人口における心不全新規発症推定数(万人))　(Eur J Heart Fail 2015; 17: 884-892 より改変引用)

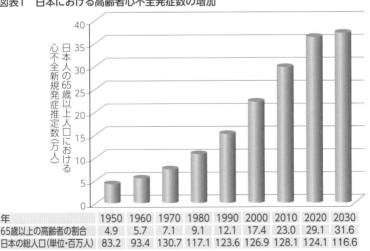

の高齢者に急増している感のある「大動脈弁狭窄《きょうさく》症」についてお話しましょう。高齢になると大動脈に動脈硬化が起こりますが、大動脈の根元にある大動脈弁が、動脈と同様に硬く動かなくなるのがこの病気です。

大動脈弁が開いたときの面積は、正常であれば3㎠程度ですが、1㎠以下に狭まると、胸の痛みや失神、心不全などの症状が現れます。どのような状態になると外科手術を受けなければいけないのか、その判断は専門医に委ねるしかありません。

リスクを伴う心臓手術を高齢で受けるのは気が進まない、といわれる方も多くいますが、手術によって得られる利益を医師からよく聞き、冷静に考えてみてください。

手術を受けなければ、心不全を起こした大動脈弁狭窄症の患者さんの余命は約2年、といわれています。進行を止める、あるいは症状を改善するのに効くお薬はありません。手術を受けた場合は、術中～術後1カ月以内に亡くならなければ、自身の平均余命を全うできるといわれています。80歳の男性ならば8・6年、女性ならば11・6年生きることができる計算です。ただ、年齢にもよりますが、外科手術での死亡率は3～5％です。

しかし最近、より安心して手術を選択できるようになりました。「経カテーテル的大動脈弁置換術」、通称TAVI（タビ）が広く行われるようになったのです。高齢者の場合は、硬くなった大動脈弁を生体弁（図表2）に取り替えるのが一般的

図表2
外科的大動脈弁置換術によって挿入された生体弁

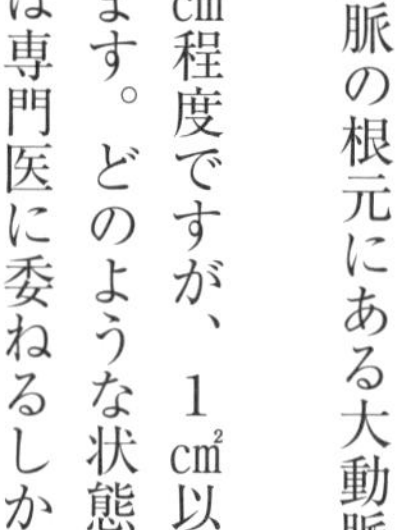

なのですが、TAVIでは足のつけ根の動脈から、人工弁（生体弁）を先端に取りつけたカテーテル（医療用の管）を入れ、自身の狭くなった大動脈弁にかぶせるように生体弁を留置します（図表3）。外科手術よりも合併症が少なく、短時間で行えて、術後の日常生活への復帰も早くなります。

「弁膜症」以外の心不全

弁膜症以外の心不全のほとんどは、手術では治療できず、内科的なお薬による治療を行います。このうち50%は、私たち循環器専門医が「ヘフレフ」と呼ぶもの、残り50%は「ヘフペフ」と呼ぶものです。それぞれ異なった原因で発症します。

「ヘフレフ」は、主として心筋梗塞によって引き起こされます。高血圧、糖尿病、肥満、喫煙、脂質異常症（主に高LDLコレステロール血症）などの要因で心筋梗塞になると、心臓の動きが悪くなります。加えて「拡張型心筋症」と呼ばれる心臓の筋肉の病気も原因となります。「ヘフレフ」では左心室が血液を押し出す力が弱ってしまうのですが、これを「左室収縮障害」と呼びます。

一方「ヘフペフ」は、左心室の動きがよいにもかかわらず起きてしまう心不全です。高血圧を原因に左心室の肥大（心室の壁が厚くなること）が起きると、左心室は左心房から入ってくる血液を、十分に受け入れられなくなります。これを「左室拡張障害」と呼びます。

図表3　TAVIの実際

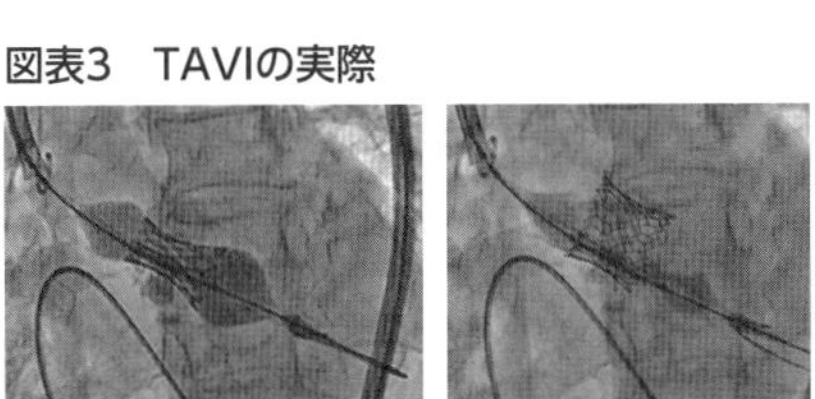

カテーテル先端のバルーン（風船）の上に装着した人工弁を、足のつけ根の動脈から血管内に入れ、狭窄した大動脈弁のところまで進める。そこで風船を膨らませて、自身の狭窄した大動脈弁を押し広げるように人工弁をかぶせて留置する

図表4　心不全の病期分類。一度でも急性心不全を起こすと、寿命は限りあるものになってしまう

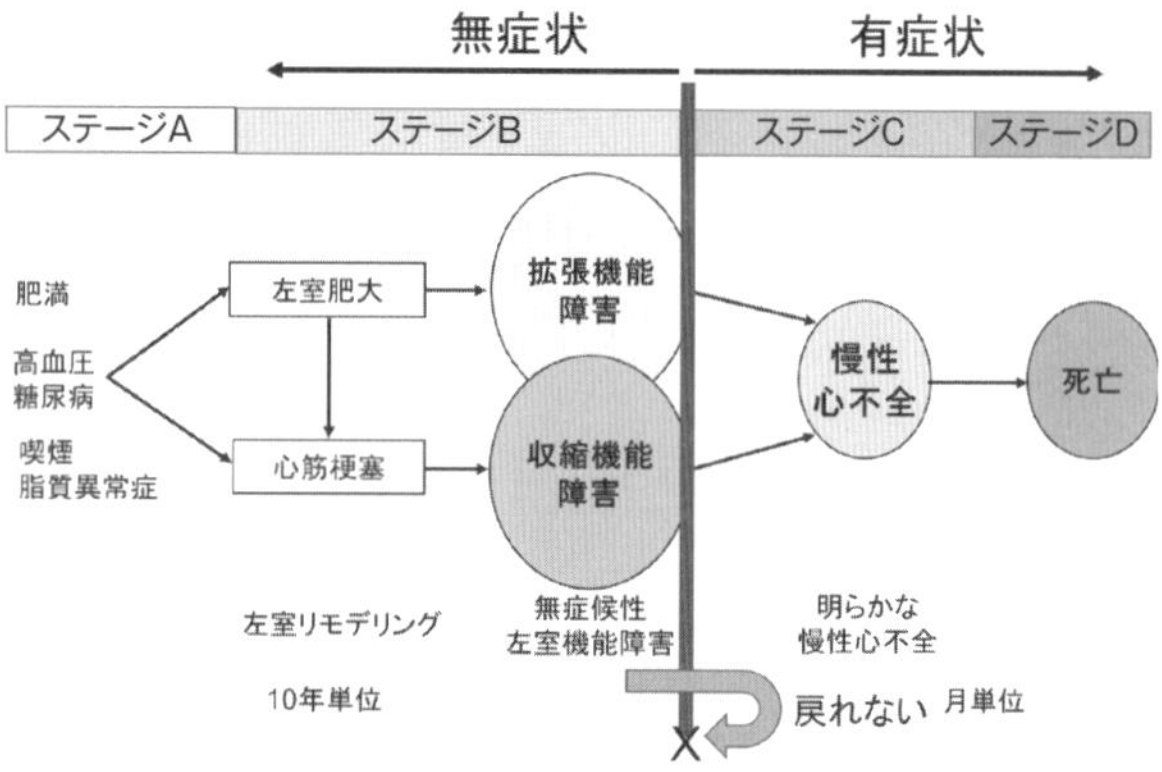

（Arch Intern Med 1996;156:1789-1796より引用）

「収縮障害」や「拡張障害」があると、左心房やその上流にある肺に血液が貯まってしまい、息が苦しくなります。これが心不全です。肺のさらに上流にある右心室にも異常が及び、腹部や下肢から戻ってくる血液の受け入れに障害が起こって、肝臓が腫れ、足がむくみます。

収縮障害や拡張障害のような心臓の異常があるものの、はっきりとした心不全の症状が現れていない状態が、図表4のステージBです。

血圧上昇などをきっかけに、呼吸困難などの症状がはっきり現れるのが、ステージCです。これが「急性心不全」で、入院治療が必要です。治療によって症状が改善し、日常生活に復帰できる場合がほとんどですが、回復後もステージBに戻ることはできず、「慢性心不全」と呼ばれる状態になります。

慢性心不全の行く末については研究が進んでいます。心不全が高齢者に多いこともありますが、日本人の5年生存率は約50～60％。胃がんのステージⅢ（がん

図表5　慢性心不全患者において、急性心不全による入院のくり返しが悪い結果を招く

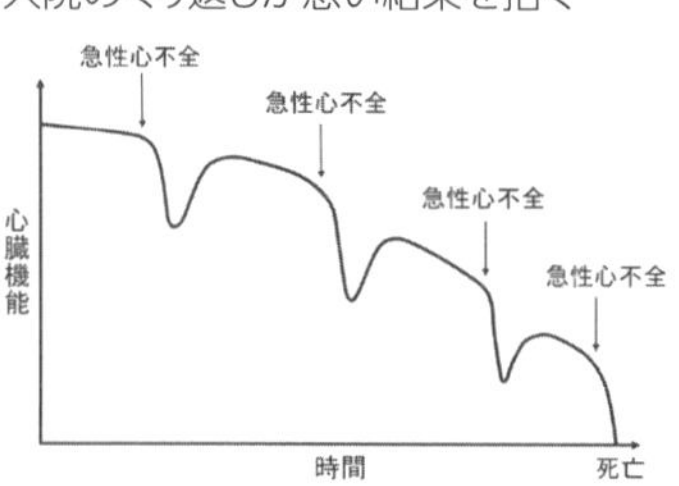

（Am J Cardiol 2005; 96(suppl 1):11G-17Gより改変引用）

がすでに胃の外側へ進行している）よりも低い生存率です。ちなみに、米国での慢性心不全の5年生存率は約30％といわれています。

慢性心不全の患者さんは、急性心不全をくり返すたびに、一旦は回復するものの、徐々に心臓の機能が障害され、やがて死に至ります（図表5）。まずは最初の急性心不全を起こさないように、高血圧、脂質異常症、糖尿病、肥満の管理と禁煙を心がけること、そして急性心不全を起こしてしまった場合は、二度目を起こさぬよう、治療をきちんと続けることが重要です。

なお、急性心不全とは、安静時、またはごく軽い動きでも息切れ・呼吸困難などの症状が出る状態を指し、慢性心不全とは、安静時には症状はなく、日常動作の際に息切れを感じるような状態と考えていただくと、わかりやすいです。

薬で延命できる「ヘフレフ」

「ヘフレフ」は心筋梗塞のほか「拡張型心筋症」が原因で起こります。「拡張型心筋症」は、以前は心臓移植でしか助からないといわれた病気です。そんな「ヘフレフ」ですが、今は薬によって寿命が延ばせます。かつては効果が実証されていない心不全治療薬剤を使用していましたが、エビデンスに基づいた治療により、この20年間で死亡率を半分以下に抑えられるようになりました（図表6）。

図表6　エビデンスに基づいた「ヘフレフ」の治療により、「ヘフレフ」患者の一定観察期間における死亡率はこの20年間で半分以下に低下した

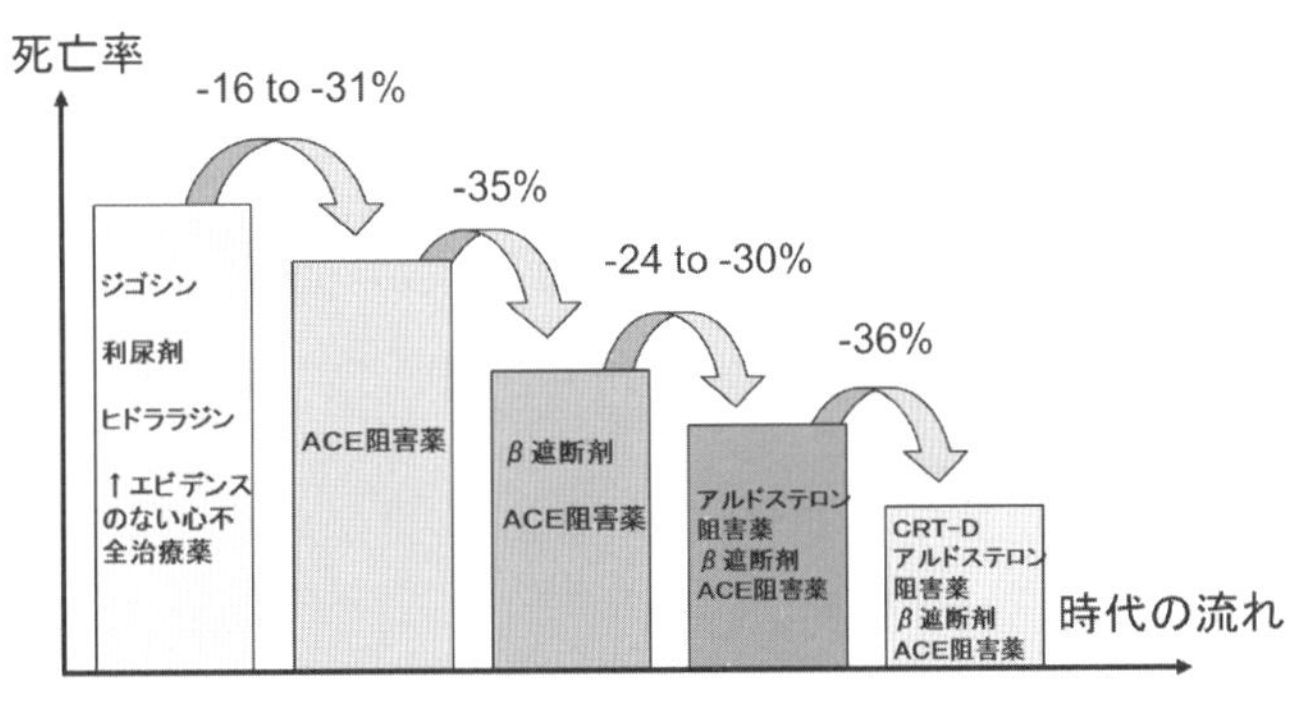

（N Engl J Med 1987; 316: 1429-35、N Engl J Med 1991; 325: 293-302、Lancet 1999; 353: 9-13、N Engl J Med 2001; 344: 1651-8、N Engl J Med 1999; 341: 709-17、N Engl J Med 2011; 364: 11-21、N Engl J Med 2004; 350: 2140-50、N Engl J Med 2005; 352: 1539-49より作図）

基本的には「アンジオテンシン変換酵素阻害薬（エナラプリル）」という薬と、「β遮断薬（カルベジロールまたはビソプロロール）」という薬を併用します。β遮断薬は、心臓の収縮力を低下させる薬です。動きの悪い心臓をさらに弱らせるようですが、心臓を休ませてあげることで、左心室の動きが回復します。さらに「アルドステロン拮抗《きっこう》薬（スピロノラクトン）」という薬の追加投与が有効です。

「ヘフレフ」の末期には、心室内の電気の流れが障害を受け、左心室の壁がバラバラに動くようになり（「左脚ブロック」と呼ばれます）、心不全が悪化します。こうなると、ペースメーカーの出番です。

この場合に使用するのは、右心室側と左心室側からほぼ同時にペーシングして左心室の動きを整えるタイプのペースメーカー（ＣＲＴ）で、左心室が効率よく収縮できるよう補助します。さらに「心室頻拍」や「心室細動」など命を脅かす不整脈を感知して、自動的に体内で電気ショックをかけることのできるペースメーカー（ＣＲＴ－Ｄ）もあります。

これらのペースメーカーは、お薬だけでは十分な効果の得られない心不全患者さんの寿命を延ばしたり、入院を減らす効果があります。

血圧のコントロールが重要な「ヘフペフ」

高齢の、特に女性に多いのが「ヘフペフ」で、高血圧、糖尿病、左室肥大、心房細動などが要因となります。

図表7　ヘフペフ急性心不全の治療による改善

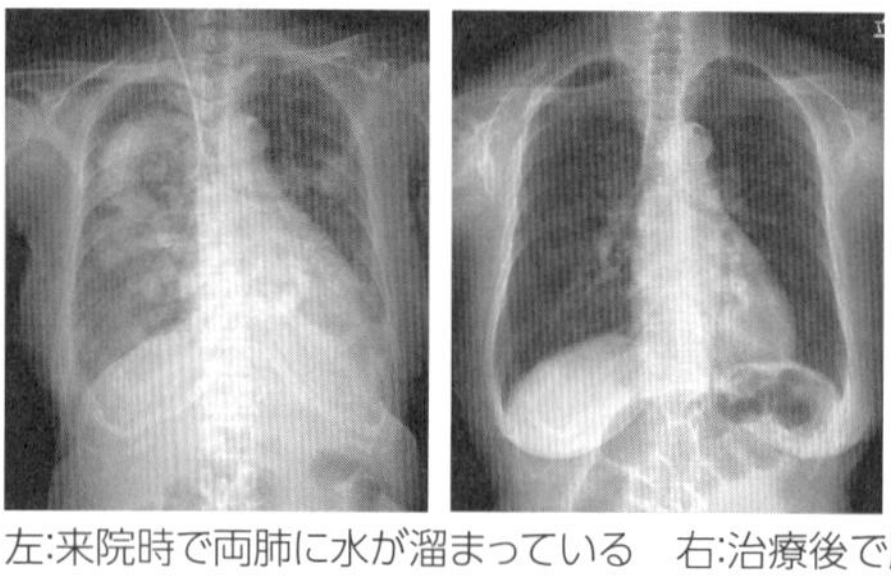

左:来院時で両肺に水が溜まっている　右:治療後で肺は黒く正常になった

「ヘフレフ」は左心室の動きが悪いので、心エコーで比較的簡単に心不全と診断できますが、「ヘフペフ」では心臓がよく動いているので、心エコーを行っても、簡単には心不全と診断できません。

専門医は、患者さんの息がゼーゼーしていたり、胸部レントゲン写真に明らかな肺うっ血像（肺が白く写ること）があったりするのを見て、総合的に「ヘフペフ」と診断します。ほかに「ＢＮＰ」あるいは「ＮＴ‐ｐｒｏＢＮＰ」という、心臓から分泌されるホルモンの血中濃度も手がかりとなります。

急性の「ヘフペフ」の場合、左心室がよく動いているので、症状を取る薬がよく効きます（図表7）。薬で血圧を下げれば急性心不全はよくなり、慢性心不全に落ち着きます。

慢性の「ヘフペフ」を根本的に治療する薬剤は未だ開発されておらず、「ヘフペフ」の患者は心不全による入院を何度もくり返すのが特徴です。米国の心臓病学者たちは、「ヘフペフ」が現在の循環器病学における唯一の重大な未解決課題である、と述べています。患者さんの余命は、「ヘフレフ」と「ヘフペフ」ではほとんど変わりません。

では、「ヘフペフ」はどのように予防・治療すればよいのでしょうか。

「ヘフペフ」は、高血圧が関係する高齢者の病気です。そこで80歳以上の高血圧患者に、利尿薬を中心とした降圧療法が心不全の予防に効くか否かを検討したところ、心不全の発症率が実に64％低下したことが報告されています。

【ヘフレフとヘフペフ】
呼吸困難のある患者さんが来院されました。

〈ヘフレフと診断する場合〉
心エコーで見れば、左心室の動きの悪い心不全が起こっていることが、患者さんにも確認いただけます。すでに治療法が確立しています。

〈ヘフペフと診断する場合〉
心エコーで見ると左心室はよく動いており、患者さんにはもちろん、医師にも簡単には心不全とわかりません。ヘフペフは心不全の約50％を占め、死亡率も高く、慢性化したときの治療法が未だ発見されていません。怖い病気です。

高齢者に特徴的な、上の血圧だけが高く、下の血圧は低い「孤立性収縮期高血圧」という高血圧の一群があります。60歳以上のこの高血圧の患者に関しても、利尿薬を中心とする降圧療法で、心不全の発症が49％低下したことが示されています。「ヘフペフ」では、肺のうっ血や下肢のむくみにも効果のある利尿薬で、血圧を下げてあげるのが、急性心不全の発症予防に有効だと思われます。

どこまで血圧を下げればよいかについては、２０１５年にアメリカ国立衛生研究所から、重要な研究結果が発表されました。50歳以上の患者を対象に、それまで標準的とされていた治療法よりも厳格な降圧治療を行ったところ、心不全が38％、心血管死が43％、全死亡が27％低下したのです。この研究によって、75歳以上の高齢者では１４０／90mmHg未満、75歳未満では１３０／80mmHg未満と、今までにない低い厳しい降圧目標が設定されました。

若いときから血圧をコントロールしよう！

日本人の脳・心血管病死の原因を順位づけすると、

①高血圧
②低い身体活動
③喫煙
④高血糖
⑤高ＬＤＬコレステロール血症

と続きます。「高血圧」は特に、2位の「低い身体活動」に比べ、2倍以上の危険度となります。

とにかく血管障害・動脈硬化が進んでいない若いときから、血圧のコントロールには注意を払いたいものです。

血圧のコントロールはお薬に頼らざるを得ない面がありますが、若いときから塩分を制限し（食塩で一日6g以下が目標）、適切な運動をするとともに高脂肪・高カロリーの食材を減らし肥満を予防する、たくさんお酒を飲まないようにする（アルコールで血圧が上がります）などで血圧上昇を防ぎましょう。

目標一日6g以下の厳しい塩分制限には、加工食品の摂取を控えること、しょっちゅう外食するのを避けることなども必要でしょう。喫煙はもってのほかです。

日本循環器学会は、2018年末の「脳卒中・循環器病対策基本法」成立を受け、今後は心不全、急性心筋梗塞、急性大動脈解離、不整脈に重点的に取り組む、としています。高血圧はそれらすべての原因となります。

今後高齢化が進む日本では、特に「ヘフペフ」が国民病と化す可能性が危惧されますが、まずは今日の血圧を下げることが、将来の心不全を防ぐことにつながります。

国民病「高血圧」と正しく向き合うために

三重北医療センター菰野厚生病院　院長　小嶋 正義

「人は血管とともに老いる」といわれています。血管の老化に深く関与しているのが、高血圧、高脂血症、糖尿病で、高血圧は日本人の約４３００万人に認められます。健康寿命を延ばすためにも、正しく向き合うことが大切です。

なんの症状もない高血圧をなぜ治療するのでしょう？

血圧とは、心臓から送り出された血液が、血管の壁を押す力のことです。「上の血圧」は心臓が収縮したときに血管にかかる圧力で、「収縮期血圧」といいます。「下の血圧」は心臓が拡張したときに血管にかかる圧力で、「拡張期血圧」といいます。収縮期血圧または拡張期血圧の両方、あるいはどちらかが一定のレベルを越えて上昇した状態が「高血圧」です。

健康診断の受診者から、「高血圧といわれ、治療を勧められた。なんの症状もないのになぜ治療が必要なのか」とよく質問されます。高血圧の状態が続くと、

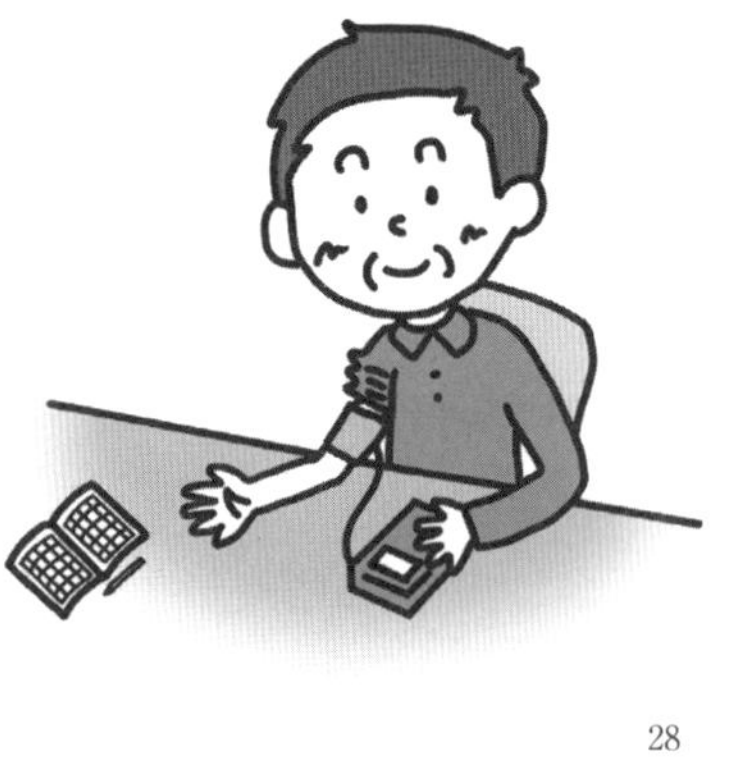

血管が老化し、動脈硬化が起きます。高血圧治療の目的は、動脈硬化が原因で起こる、脳や心臓の病気を予防することにあります（図表1）。

症状がないからといって放置していると、動脈硬化が進行し、大変なことになります。高血圧が「サイレントキラー」、すなわち「沈黙の殺し屋」といわれるゆえんです。高血圧治療は、将来、脳卒中（脳梗塞、脳出血）、狭心症、心筋梗塞、腎臓病などにならないための〝保険〟だと考えてください。

日本では脳卒中の発症率が高く、心筋梗塞の3～4倍に達します。脳卒中は寝たきりになる原因の第1位、介護が必要となる原因の第2位で、多くの方がその後遺症に悩まされています。

高血圧は、脳卒中の最も重要な危険因子です。適切に治療すれば、脳卒中による死亡を36％抑制できることが報告されています。さらに、狭心症や心筋梗塞による死亡を25％、すべての原因による死亡を12％抑制できることも示されています。

ご自分が高血圧であることを知りながら放置している方は、今すぐ治療を開始することをお勧めします。

高血圧の診断・治療は家庭血圧の測定から

日本では約4千万台の家庭血圧計が稼働しており、これは1世帯に1台に相当します。なぜ家庭血圧測定が重要なのか、その意義について考えてみましょう。

図表1　高血圧における治療の効果

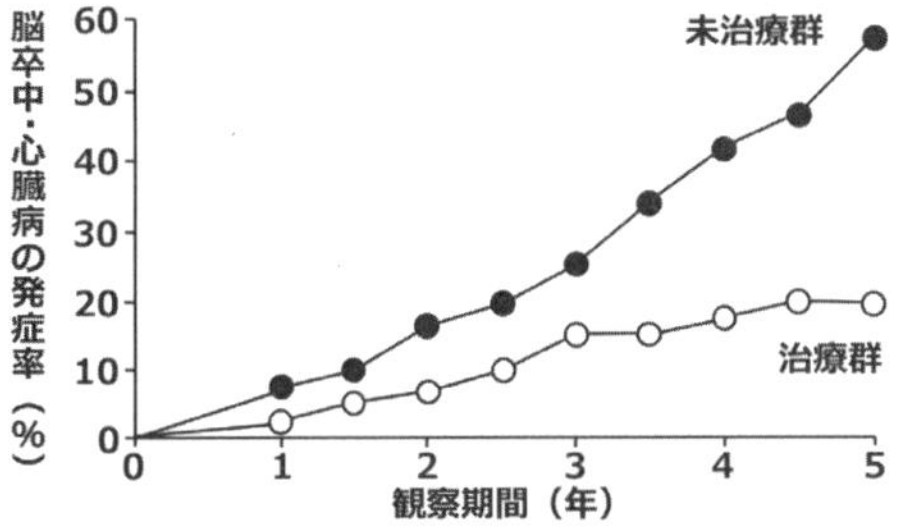

（米国退役軍人局病院「降圧薬による初めての治療研究」（1970）より作成）

高血圧治療ガイドラインでは、診察室で測定した血圧が140／90mmHg以上の人を高血圧としています（図表2）。これは、この値以上で脳卒中や心臓病による死亡が増えるという、日本国内での研究結果を根拠にしています。

一方、家庭で測った血圧を東北地方で調べた研究では、上の血圧135mmHg以上、あるいは下の血圧85mmHg以上で脳卒中・心臓病が増えることが示されました。そこで、家庭血圧では135／85mmHg以上を高血圧と定義しています（図表2）。

さて、ここでクイズです。診察室で測定すると血圧145／95mmHg、家庭では血圧130／80mmHg、この方は高血圧でしょうか、それとも正常でしょうか？

診察室血圧に基づく診断と、家庭血圧に基づく診断に違いがある場合、家庭血圧の方を優先することになっています。将来の脳卒中・心臓病発症を予測する能力が、診察室血圧にくらべ家庭血圧の方が優れているからです。

したがって、この方は「正常血圧」ということになります。

血圧は病院より家庭で測ったほうがよい理由

皆さんが病院で医師に血圧を測定してもらうのは、だいたい何時頃でしょうか？おそらく午前9時から午後2時くらいの間ではないでしょうか。

図表2　高血圧の基準

	収縮期血圧(mmHg)		拡張期血圧(mmHg)
診察室血圧	140以上	かつ/または	90以上
家庭血圧	135以上	かつ/または	85以上

（「高血圧治療ガイドライン2019」より作成）

朝、降圧薬（血圧を下げる薬）を内服している方は、薬がよく効いている時間帯に血圧を測定していることになります。これが落とし穴です。

血圧は一日のうちでも変動し、早朝が最も高いといわれています（図表3）。早朝は、薬の効果が最も弱くなっている時間帯でもあります。

脳卒中や心筋梗塞が朝に多い理由のひとつに、この早朝の血圧上昇があります。早朝の血圧をしっかり管理することが大切になるわけですが、この時間帯の血圧を病院で測ることは、入院しない限り不可能です。

そこで、家庭での血圧測定が威力を発揮します。われわれ医師は、家庭で朝測っていただいた血圧を参考に、服薬時間や薬の種類・量を決定し、効率的な治療を行います。家庭血圧を測定している人は、測定していない人に比べ、薬の飲み忘れが少ないことも示されています。

また、高血圧を治療中の方で、診察室では上の血圧が１５０mmHgもあるのに、家庭で測ると１２０mmHgしかない、という方に時々遭遇します。これを「白衣を見ると血圧が上がる」という意味で、「白衣現象」といいます。

白衣現象のある方が、家庭で血圧を測定していなかったら、どうなるでしょう。われわれ医師は、診察室で測った血圧のみを参考にして治療するため、降圧薬の効果が不十分と考え、増量することになります。しかし、普段の血圧はもっと低いので、増えた薬の分だけ血圧が下がり、ふらつきなどの症状が現れたり、最悪

図表3　血圧日内変動の一例

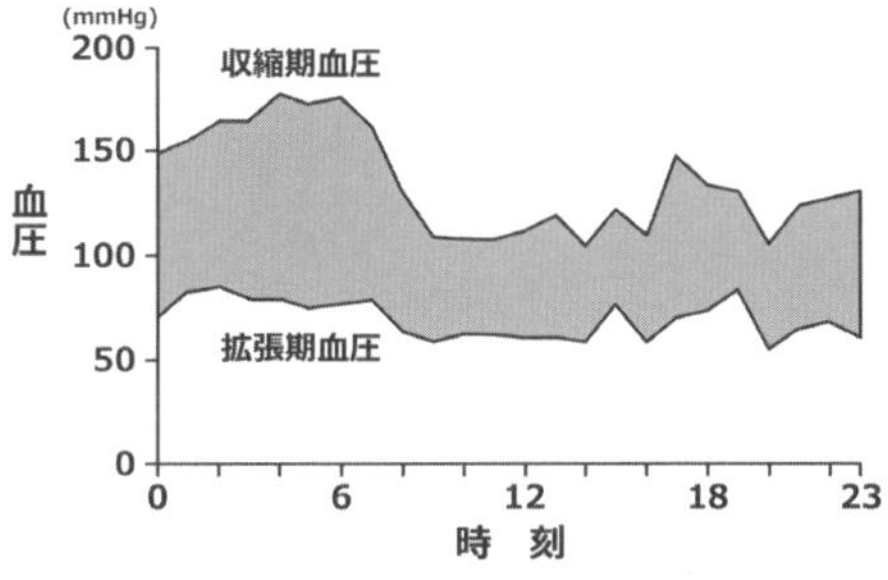

（Kuwajima「成人病と生活習慣病34」（2004）より作成）

の場合には失神したりします。

家庭で正しく血圧を測る方法

上腕に帯を巻いて測定する「上腕型家庭血圧計」は非常に精度が高く、われわれ医師が聴診器を用いて測定した血圧とほとんど差がないといわれています。指や手首で測定する血圧計は、便利な反面、正確性に欠けるため、推奨されていません。

血圧は朝・晩の2回測定してください。朝は起床後1時間以内、排尿し、朝食や降圧薬を摂る前に、1、2分すわって安静にしてから、測定します。晩は就寝前に、やはり1、2分安静にすわった後で測定するのが一般的です。朝・晩それぞれ2回ずつ測定し、2回の平均を血圧値とします。

ポイントは、必ず安静後に測定する、ということです。動いた直後には血圧は上昇します。1回目より2回目の方が低い数値が出る、という話をよく耳にしますが、それは1回目の測定をしている間に安静にしていたからです。また、自分の気に入った数値が出るまで何度も測定する方がいますが、臨床的価値を損なう恐れがあるため、感心しません。

何よりも大切なのは、長期間継続することです。夏の間はコントロール良好でも、冬になって寒くなると、血圧が上昇し、コントロール不良になることがあります。

図表4　家庭血圧の測定法

起床後1時間以内
排尿後
朝の服薬前
朝食前
座位1～2分安静後
2回測定し平均をとる

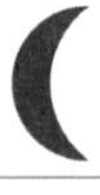

就寝前
座位1～2分安静後
2回測定し平均をとる

脳卒中や心臓病を予防するためには、一年を通して測定することが大切です。

高血圧の治療の目標は？

日本の高血圧者数は約4300万人と推定されていますが、その約70％に相当する3100万人が管理不足と推定されています（図表5）。

冒頭にも書きましたが、高血圧治療の目的は「脳卒中や心臓病を予防すること」にあります。治療によって、上の血圧が10mmHgまたは下の血圧が5mmHg低くなると、脳卒中で30〜40％、心筋梗塞・狭心症で20％、心不全で40％、すべての死亡で10から15％、発症率が減少することが示されています（図表6）。

脳卒中・心臓病の発症・進展に関与する因子（危険因子）は、ほかに高脂血症、糖尿病、肥満、タンパク尿、喫煙などがあります。高血圧にほかの危険因子が加われば、当然脳卒中・心臓病の発症率は高くなり、時には数十倍にはね上がることもあります。したがって、他の危険因子を同時に治療することも重要です。

治療後の目標血圧を、図表7に示します。降圧目標が個人によって異なるのはどうしてでしょう？

糖尿病や、タンパク尿が出る腎臓病の方では、降圧目標が低めに設定されています。血圧をより低く維持することで、脳卒中や心臓病の予防効果が強まることが証明されているからです。

図表5　日本の高血圧者数4300万人

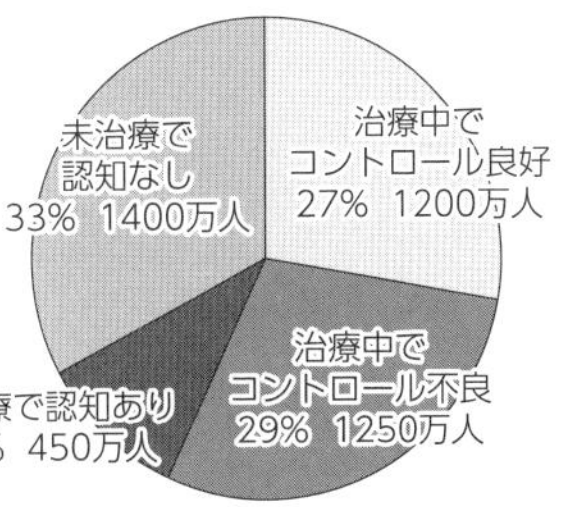

（「高血圧治療ガイドライン2019」より作成）

図表6　高血圧治療の効果

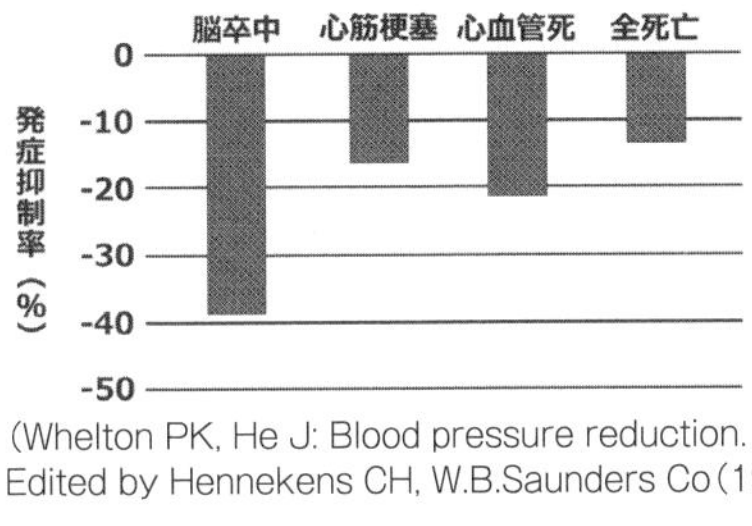

（Whelton PK, He J: Blood pressure reduction. Edited by Hennekens CH, W.B.Saunders Co（1999）より作成）

高血圧の治療は、どのような危険因子があるか、脳卒中や心臓病などの既往があるか、抗血栓薬（血液をサラサラにする薬）を飲んでいるか、などを把握したうえで開始することが大切です。

よく外来で「上の血圧と下の血圧、どちらが重要？」と聞かれますが、上の血圧の方が、脳卒中や心臓病との関連が強く、予後を予測するのに優れた指標であることがわかっています。ゆえに多くの場合、上の血圧を指標として治療を行います。

高血圧の改善のため、生活習慣を見直そう

生活習慣を見直すことで、血圧の低下だけでなく、ほかの危険因子の軽減も期待できます。具体的に取り組んでいただきたいのは、塩分の制限、肥満の是正、適度な運動、飲酒量の制限、カリウムの摂取、禁煙などです。

食塩は血液量を増加させて血圧を上げたり、心臓に負担をかけたりするので、減塩はとても重要です。日本人の1日あたりの食塩摂取量は、男性で11g、女性で9gと推定されていますが、ガイドラインでは1日6g未満を推奨しています。減塩を心掛け、薄味に慣れていただくことが大切です。

女性、高齢者、高血圧の家族歴のある人には特に、減塩の効果が出やすいようです。また、降圧薬の効果が減塩により強まることも知られています。

BMI25以上は肥満と判定されます。[※1] 肥満の人は高血圧になりやすいだけでな

図表7　治療後の目標血圧

	診察室血圧(mmHg)	家庭血圧(mmHg)
75歳以上の高齢者 一部の脳卒中患者 タンパク尿のない慢性腎臓病患者	140/90未満	135/85
75歳未満の成人 一部以外の脳卒中患者 心筋梗塞・狭心症患者 タンパク尿のある慢性腎臓病患者 糖尿病患	130/80未満	125/75未満

（「高血圧治療ガイドライン2019」より作成）

※1　BMIの計算方法はp.103を参照。

く、糖尿病や高脂血症の発症率も高いため、まさに脳卒中や心臓病の危険因子が集積した状態といえます。

運動と食事療法を中心とした減量で、内臓脂肪を減らしましょう。歩行、ジョギング、サイクリング、水泳などの運動を、少しきついと感じる程度（脈拍数が1分間に110〜120になるくらい）に、1回60分（少なくとも30分）、週3回以上行うことをお勧めします（図表8）。体重60kgの人が毎日1時間歩くと、1年で約7kg減量できます。

食事療法としては、炭水化物と脂質の制限を行います。強調したいのは、今と同じ量を食べている限りは、絶対にやせられないということです。

1kgの減量により、上の血圧が1mmHg低下するといわれています。運動や食事療法による内臓脂肪の減少は、糖尿病や高脂血症の治療にもつながります。ただし、運動を始める前に、主治医とよく相談してください。

飲酒量が増えるほど血圧は高くなり、禁酒や節酒により血圧は下がります。アルコール量として30㎖（ビール大瓶1本、日本酒1合、焼酎0・7合、ワイングラス1杯）までであれば、脳卒中・心臓病に対してむしろよい影響がある、という報告もあり、アルコールとは上手につきあうことが大切です。

カリウムは体内のミネラルの一種で、果物、野菜、いも類に多く含まれています。カリウムの摂取が多いと血圧は下がり、少ないと血圧は上がります。ただし、腎臓の悪い人はカリウム制限が必要になることがあるため、ご注意ください。

図表8　肥満に対する運動療法

運動強度（メッツ）	生活活動・運動の例
2.0	ゆっくりした歩行、立位での料理
2.3	ストレッチング
3.0	普通歩行
3.5	階段を下りる、草むしり、軽い筋トレ
4.0	自転車に乗る、階段を上る、ラジオ体操第1
4.3	速歩き

週に23メッツ・時を目標にする
たとえば、普通歩行は3メッツなので60分歩けば運動量は3メッツ・時となり、7日間継続した場合21メッツ・時/週となる

（厚生労働省「健康づくりのための身体活動基準2013」より作成）

降圧薬（血圧を下げる薬）による治療

降圧薬には多くの種類があります（図表9）。血圧のレベル、糖尿病やタンパク尿などほかの危険因子の有無、脳卒中や心臓病などの既往の有無によって、使用する薬は決まります。1日1回投与を原則としますが、24時間にわたって血圧を下げられることが重要であり、1日2回の投与が必要となることもあります。

朝の血圧が高い人は、脳卒中の発症リスクが高いことがわかっています。朝の血圧をコントロールするため、就寝前に降圧薬を内服することも時には必要です。

重要なことは、目標血圧を達成するということです。1剤で達成できなければ、2、3剤の降圧薬を併用することも少なくありません。降圧目標を達成して初めて、脳卒中や心臓病を防ぐことができるのです。

すべての薬には副作用があり、降圧薬も例外ではありません。副作用が怖いから、ずっと続けるのがしんどいから、といった理由で、降圧薬を飲みたくない人がよくいます。しかし、薬を飲まずに高い血圧を放置しておくことの方がはるかに危険であることを強調したいと思います。

血圧が下がり過ぎた場合、めまい、立ちくらみ、倦怠《けんたい》感、眠気などの症状

図表9　主な降圧薬の特徴と注意点

降圧薬	特徴	注意点
カルシウム拮抗薬	最も多く処方されている降圧薬で血管へのカルシウムイオンの流入を抑えて血管を拡張させる	副作用:動機、ほてり感、むくみ、便秘、歯肉増生
アンジオテンシン受容体拮抗薬	昇圧物質であるアンジオテンシンの作用を抑え、腎保護作用が強い	副作用少ない、高度腎障害では慎重投与
アンジオテンシン変換酵素阻害薬	昇圧物質であるアンジオテンシンの産生を抑え、腎保護作用が強い	高度腎障害では慎重投与、咳の副作用あり
利尿薬	体内のナトリウムを尿として排せつ	副作用:脱水、カリウム値低下、尿酸値上昇
ベータ遮断薬	交感神経の心臓への作用を抑え、脈拍減少作用あり、若年者に適する	気管支ぜんそくでは使用禁止
アルファ遮断薬	交感神経の血管への作用を抑え、排尿障害改善作用あり	副作用:立ちくらみによるめまい、失神

が起こることがあります。どこまで血圧が下がれば下がり過ぎなのかは、患者さんによって異なります。前述の症状が認められたら、主治医に相談してください。

高血圧の治療は長期に渡ります。ぜひ納得のうえで、治療にあたっていただきたいと思います。

慢性腎臓病CKDを知り、予防しよう！

医学研究科腎臓内科学　教授　濱野　高行

腎臓のはたらきが徐々に低下する、慢性腎臓病（CKD：chronic kidney disease）。進行すれば透析や移植が必要となります。腎臓の検査で異常があれば、腎臓内科専門医に一度診てもらいましょう！

国内患者は7人に1人！　腎機能が先に寿命を終えるCKD

「メタボリックシンドローム」という医学用語は一般に流布しており、よく知られていますが、「CKD」は英語であるせいか、まだまだ知られていないようです。しかし、日本のCKD患者は実に約1330万人にものぼるといわれており、成人の7人に1人がCKDだといわれています。

腎機能が著しく低下すると、透析が必要になります。透析を必要とする末期腎不全患者は、実に33万人以上。透析にかかる医療費は年間1兆5千億円で、全医療費の約5％をも占めており、無視することができない病気です。

図表1　CKDの定義

CKD (Chronic Kidney Disease 慢性腎臓病)とは?

下記のいずれか、または両方が3か月以上続いている状態です

①腎障害

タンパク尿などの尿異常、画像診断や血液検査、病理所見で腎障害が明らかである状態

②腎機能の低下

糸球体濾過量60mL/分/1.73㎡未満の状態
(90mL/分/1.73㎡以上が正常)

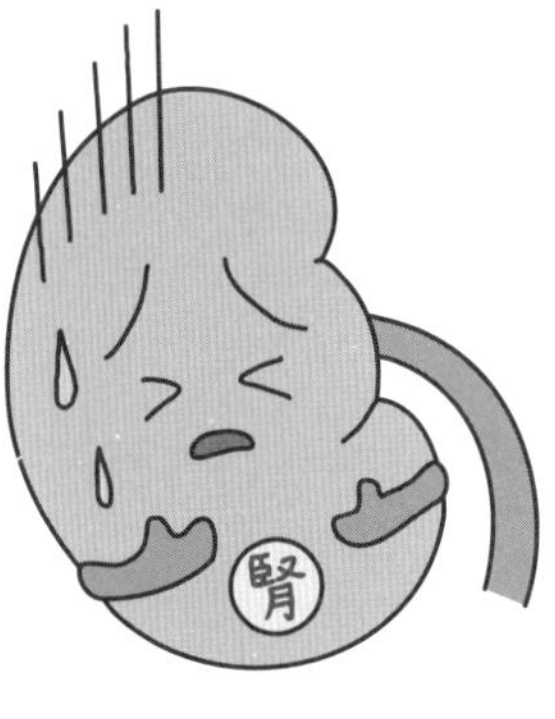

ＣＫＤは高齢化に伴い、徐々に増えていることがわかっています。腎機能はもともと、ＣＫＤがなくとも、40歳以降は一定のスピードで低下していきますが、もはや人生50年という時代ではありません。腎機能が悪いと、腎臓の方が寿命を先に終えてしまい、透析や移植が必要となるわけです。

進行すると治りにくいが、自覚症状もない

腎臓が悪くなると、血圧が上がったりむくみが出たりしますが、症状は軽微なもので、痛みなどが出ることはありません。尿路結石では痛みを伴うことがありますが、これは腎臓の病気ではありません。日本で一番多いＣＫＤは糖尿病によるもので、その次に多いのは「慢性糸球体腎炎」です。一度壊れてしまった糸球[※1]体は、もう元には戻りません。

ＣＫＤの怖いところは、自覚症状がないことです。患者さん自らが早期に気づくことはなく、検査をして初めてわかることがほとんど。ＣＫＤを専門にする腎臓内科医に紹介されたときには、すでにかなり進行していることが非常に多い状況です。

ＣＫＤが進行してから治療をしても、腎機能悪化のスピードを遅くする程度のことしかできず、腎機能自体を正常に戻すことは、現在の医療ではできません。日本でもＣＫＤ対策が叫ばれていますが、早期発見、早期治療するためには、どうすればよいのでしょうか？

※1　糸球体
腎臓中にある毛細血管のかたまりで、血液中の老廃物や塩分をろ過して、尿に排出する。

腎臓の機能評価のための検査方法

自覚症状が現れにくいＣＫＤには、尿検査と血液検査が重要です。

早期発見に役立つのは、尿検査。定性検査ではタンパクや潜血、ブドウ糖などが尿中に検出されないかを試験紙の色の変化で調べ、定量検査では尿中タンパクの量を分析機器で調べます。尿タンパクが陽性となった場合、必ず行うのが尿沈《ちん》渣《さ》です。尿を遠心分離機にかけ、底に沈んだ赤血球や白血球などの量と、円柱や結晶成分が含まれていないかを顕微鏡で調べます。

血液検査では、筋肉由来の老廃物の一種で、腎機能が低下するほど血中濃度が高くなる「血清クレアチニン」の値を調べます。その血清クレアチニン値や性別、年齢をもとに、糸球体ろ過量（ｅＧＦＲ）の推算値を調べます。ｅＧＦＲは１分間に糸球体が血液をろ過する量のことで、これからＣＫＤの進行状況がわかります。

図表2は、タンパク尿とｅＧＦＲの2つの指標から、ＣＫ

図表2 CKDの進行度区分

	タンパク尿区分		A1	A2	A3
	タンパク尿定性		(−)	(±)	(+)以上
	尿タンパク/クレアチニン比 (g/gCr)		0.15未満	0.15〜0.49	0.5以上
GFR 区分 (ml/分/1.73㎡)	G1	≧90			
	G2	60〜89			
	G3a	45〜59			
	G3b	30〜44			
	G4	15〜29			
	G5	<15			

Dの進行度を調べるものです。枠の色が濃くなるほど重症であることを示しています。ご自分のタンパク尿とeGFRの値をもとに、どの枠に相当するのか調べてみましょう。

CKD予防のための生活習慣の改善

腎臓は背中側に2つあり、握りこぶし1個分ほどの大きさです。心臓から送り出された血液の5分の1程度が、絶えず腎臓に流れ込んでいます。1つの腎臓には100万個の糸球体があります。糸球体は非常に細い血管が集まった糸球のようなもので、2つの腎臓で計200万個の糸球体が心臓から送り出された血液をろ過し、尿をつくります。

血管がダメージを受けると、細い血管が集まった糸球体もその影響を受けます。つまり、血管へのダメージを防ぐことが、CKD予防においてとても重要なのです。

高血圧や糖尿病、加齢などは、血管のダメージを高める危険因子です。塩分の摂取量が多ければ高血圧になりやすく、運動習慣がないのにカロリー摂取が過剰だと糖尿病になるリスクが上がるのは、ご存じのとおりです。さらに肥満、喫煙もCKDのリスクになります。

これらの観点から、近年、CKDは生活習慣病と捉えられることが多くなってきました。腎臓の負担を減らすには、生活習慣を改善することが大切です。

CKDのリスク因子

①肥満
（メタボリックシンドローム）
②喫煙
③糖尿病
④高血圧
⑤脂質異常症
⑥心不全

予防のためにできること① 減塩

ＣＫＤがなければ、つまり腎臓が正常であれば、10ｇの塩分を摂取すると、尿に10ｇの塩を排出して、塩分のバランスを保ちます。しかし腎機能が低下すると、摂取した塩をその日のうちに適切に排出することができなくなります。そのため、１日に排出できる量以上の塩分を摂ってしまうと、むくみや高血圧を招きます。

むくみとは、塩水が身体に溜まったようなもの。自分で調べる場合には、足のすねを骨の上から押してみてください。へこんで元に戻らない場合は、むくみが生じています。

腎機能が低下した方では、１日あたりの塩分摂取量は6ｇ未満3ｇ以上が推奨されています。しかし、日本食は醤油と味噌が食文化の中心で、現在の日本人の平均塩分摂取量は10ｇを超えています。下の各食事の塩分量を見れば、麺類を食べるだけで、一日あたりの推奨塩分量の上限に近いことがわかると思います。推奨塩分摂取量を日本人が実現するのは、実は容易ではありません。

漬けものを減らす、みそ汁や鍋を減らす、などを中心に指導されることが多いかと思いますが、それにも増して外食を避けること、さらにはハムやチーズなどの加工食品を減らすことが重要です。

塩分摂取量を下げるコツは、塩や醤油以外の調味料である、酢やケチャップ、

図表3 食品と塩分量

フライドポテト	0.7 g	サンドイッチ(ハム)	1.7 g	ミートスパゲティー	4.3 g
食パン	0.8 g	牛モツ煮込み	1.9 g	カップ焼きそば	4.9 g
おにぎり(梅)	1 g	ピザ	3.4 g	カップラーメン	5.5 g
唐揚げ弁当	1.4 g	かつ丼	3.6 g	豚骨ラーメン	5.5 g
ハンバーガー	1.5 g	きつねうどん	4.1 g	カップうどん	6.6 g

コショウ、わさび、辛子、カレー粉などのスパイスをうまく使うことです。あまりにあれもこれもダメと思い込むと、食べられるものがなくなってしまうので、味つけを工夫することに注力しましょう。

薄味を習慣的に続けると舌は徐々に慣れ、微量な塩でも塩味を感じ取れるようになります。

予防のためにできること② 減量

メタボリックシンドロームの人は、ＣＫＤでもある場合が多いことが、多くの研究で確認されています。

また、タンパク尿が出ているＣＫＤでは、体重が増えると尿タンパクが増え、減量すると尿タンパクが減ることがわかっています。これは肥満になることで糸球体に負担がかかるからです。たとえば肥満患者では、体重を１kg減らすと24時間のタンパク尿が平均して１１０mg減ることが報告されています。

従来は、ＣＫＤ患者に運動は厳禁と考えられていましたが、最近では減量目的や筋肉量を維持する観点で、運動を推奨しています（タンパク尿が非常に多い場合や、心臓病を合併する場合は除く）。糖尿病を合併する場合は特に、血糖管理のためにも、カロリー制限と適切な運動が必要になります。具体的にはスクワットや腕立て伏せ・ダンベル体操など、標的とする筋肉に抵抗（レジスタンス）をかける動作をくり返し行う運動（レジスタンス運動）などがおすすめです。

減量することで高血圧が改善したり、コレステロールや中性脂肪が低下したりすることで、薬の数が減ることも利点です。腎不全は内科疾患の中でも一番薬の種類が多いので、これは重要なことです。

予防のためにできること③　低タンパク食

透析療法を少しでも先延ばしにするため、低タンパク食が推奨されることもあります。本格的に実施するには、低タンパク米や低タンパクパンなどの特殊食が必要なこともあります。

しかし、最近では高齢者に極端な低タンパク食を続けさせると、栄養状態がいたずらに悪化する危険性も指摘されています。低タンパク食を安全に行うには、経験のある栄養士の指導が不可欠です。

特に食欲がない高齢者では、安易に低タンパク食を食べてはいけません。

健常者に推奨される食習慣が、CKDでは厳禁なことも！

野菜や果物はカリウムが多量に含有されており、血圧管理のために推奨されることが多いと思います。繊維質も多く含むので、便秘解消にも役立ちます。特にスイカは利尿作用があるということで、健康番組などでもよく取り上げられます。

しかし、CKDが進行していわゆる末期腎不全になると、尿にカリウムが十分に排せつされません。カリウムが身体に溜まり、血液検査でもカリウム濃度が高くなります。こうなると不整脈が起こりやすくなり、心臓に基礎疾患がある場合は、致命的になることもあり得ます。

ナッツ類はマグネシウムを含むため、推奨されることが多いのですが、腎不全では危険な食べ物になります。ナッツ類に多く含まるリンは、腎不全の人が多量に摂ると血管が固くなり、石灰化し、骨が悪くなることがわかっています。

乳製品にもリンが多く含まれています。骨を強くするため、カルシウムを多く含む牛乳を毎日摂取される高齢者も多いのですが、末期腎不全では禁忌です。

野菜、果物、ナッツ、乳製品は全く摂ってはいけない、というわけではありませんが、定期的な血液検査を受けたうえで、医師が許す範囲にとどめないといけません。

内服薬にも注意

腎機能が低下しているときには、薬が体内に蓄積され、副

図表4　可食部100gあたりに含まれるカリウム量　〔参考文献〕文部科学省「五訂増補日本食品標準成文表」

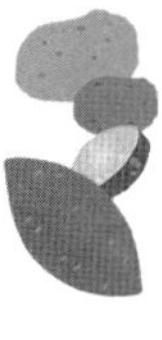

いも類	
さといも	640mg
やまといも	590mg
さつまいも	470mg
ながいも	430mg
じゃがいも	410mg

豆類・種実類	
アーモンド	770mg
落花生（いり）	770mg
納豆	660mg
ゆで大豆	570mg
ゆであずき	460mg
ゆで栗	460mg

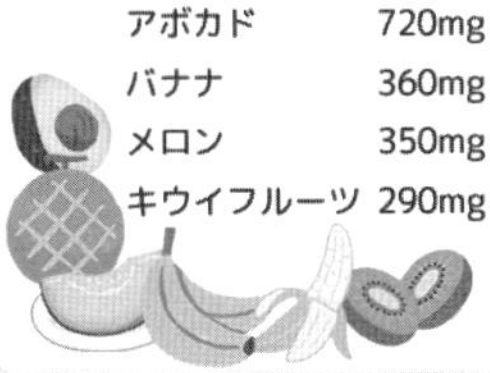

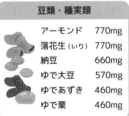

果実類	
アボカド	720mg
バナナ	360mg
メロン	350mg
キウイフルーツ	290mg

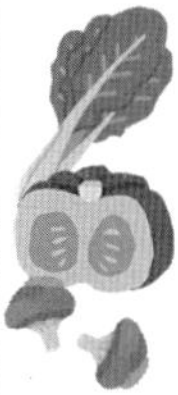

野菜類	
ほうれん草	690mg
小松菜	500mg
ゆでたけのこ	470mg
かぼちゃ	450mg
カリフラワー	410mg
ブロッコリー	360mg

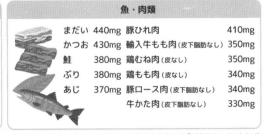

魚・肉類			
まだい	440mg	豚ひれ肉	410mg
かつお	430mg	輸入牛もも肉（皮下脂肪なし）	350mg
鮭	380mg	鶏むね肉（皮なし）	350mg
ぶり	380mg	鶏もも肉（皮なし）	340mg
あじ	370mg	豚ロース肉（皮下脂肪なし）	340mg
		牛かた肉（皮下脂肪なし）	330mg

（キッセイ薬品工業株式会社HP「透析新ライフ」より）

作用を起こす危険が大きくなります。

たとえば、解熱鎮痛薬として使用される非ステロイド性抗炎症薬[※2]（ロキソニン®など）は、腎臓の血流を低下させる作用があり、脱水などが引き金となって腎機能を悪化させる可能性があります。

骨粗しょう症で頻繁に処方される活性型ビタミンDは、普通の投与量をCKD患者が内服すると、血液中のカルシウム濃度が高くなって、腎機能がさらに悪化します。

また一部の抗菌薬は、腎機能の低下で体内に蓄積されやすくなり、副作用が出ることがありますので、注意が必要です。

しかし、多くの薬は腎機能に応じて量を調整することで、安全に使用できます。医師から処方された薬以外を服用する場合は、日頃から医師や薬剤師に、飲んでもよい市販の薬剤やサプリメント、漢方薬などについて確認しておきましょう。

※2 **非ステロイド性抗炎症薬**
発熱、頭痛、歯痛、腰痛、リウマチなどによる関節痛などの症状を和らげるのに汎用される薬。総合感冒薬に入っていることもある。

不幸にも末期腎不全になってしまったら

糸球体ろ過量が低下し、eGFRが15㎖／分／1・73㎡程度になると（図表2のG5）、「末期腎不全」と呼ばれます。ここまで腎機能が悪化すると、貧血の程度も悪化し、むくみが出てきます。「腎代替療法」が必要となる段階です。

腎代替療法とは、腎機能を守るための治療ではなく、あくまで著しく低下した腎機能を代替する手段としての、透析や移植のことを指します。日本では、透析を始めるときの平均eGFRが5㎖／分／1・73㎡程度と報告されています。ここまで腎機能が低下してしまう前に、どのような腎代替療法を選択するか、決定する必要があります。

腎代替療法には、「血液透析」、「腹膜透析」、「腎移植」の3種類があります。日本では年間約3万人の新規患者が透析療法（血液透析か腹膜透析）を開始します。腎移植は、わずか年間1600例程度に過ぎません。

透析に関しては、日本ではほとんどの患者が血液透析になり、腹膜透析は5％未満ですが、腹膜透析が適している患者もいます。たとえば心臓が非常に悪く、血液透析をすると血圧が著しく低下する、あるいは不整脈が起こる患者などです。難治性腹水の患者でも、腹膜透析が適していることもあります。

血液透析は1週間に3回通院する必要がありますが、腹膜透析は在宅で透析ができますので、月に1度の通院でよい、という利点もあります。ただし、腹膜を使う治療なので、お腹の手術などで腸が癒着しているような患者ではできません。

また、腹膜透析は永遠にはできません。腹膜機能が落ちてくると、除水ができなくなったり、透析不足になったりするからです。7、8年で腹膜透析を中止するのが日本では通例になっており、その後は週1回の血液透析を併用するハイブリッド療法か、血液透析に完全に移行するかになります。

もちろん、腎臓を提供してくれるドナー（提供者）が見つかれば、いつでも腎

【腹膜透析】

通常1日4回お腹に透析液を入れ、6時間後に取り出すことで透析ができる。たとえば2Lの透析液を入れ、6時間後に2・4L液体（尿毒素が溶け出た透析排液）が出た場合、その差の0・4L尿が出たのと体重的には同じとなる。

現在では、寝ている間の6～8時間を使って、透析液を自動的に注入し、排液を出す器械も使用されている。起きている間の、透析液の交換の必要がない。

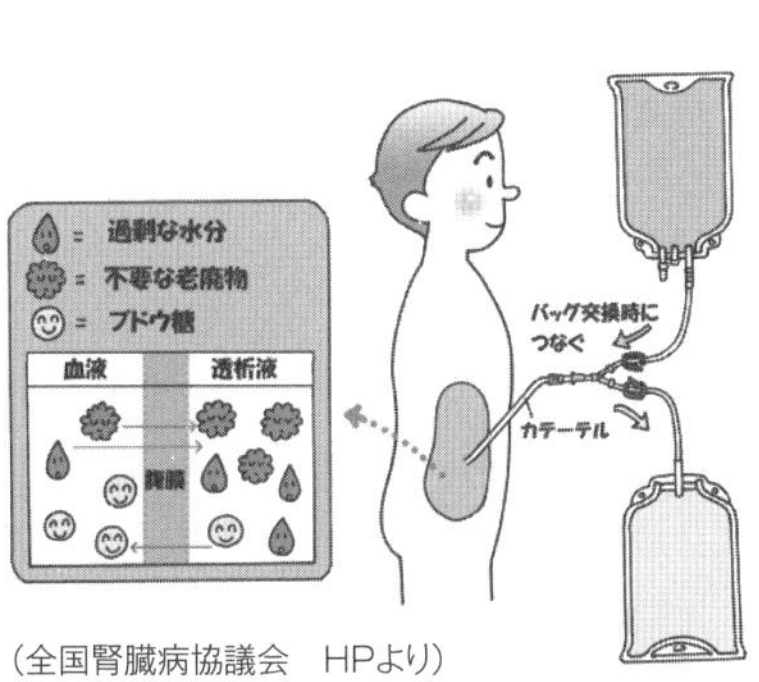

（全国腎臓病協議会　HPより）

移植をすることが可能です。腎移植は日本ではいまだ非常に少なく、今後増やす必要があります。免疫抑制剤を一生内服する必要はあるものの、透析をする必要はないので、患者の自由度が非常に高く、ＱＯＬが高いからです。

日本で移植が少ないのは、腎臓を提供するドナーが著しく不足していることが大きな原因です。腎移植には死体の腎臓を使う献腎移植と、生体の腎臓（親や兄弟あるいは配偶者の腎臓）を使う生体腎移植があります。

献腎移植は非常に少ない状況で、日本ではドナーの腎臓が回ってくるのを待つのに約15年かかり、その間透析を余儀なくさせられます。

脳死でなくても献腎移植はできるのですが、生前にドナーとして腎臓を提供してもよいことを宣言していなければ、ドナーにはなれません。自動車免許証の裏に、ドナーとして提供してもよい臓器を記載する欄があるのですが、まだまだ記載が少ない状況です。これだけ献腎移植が少ない状況では、生体腎移植をするしか手立てがなく、結果として日本の移植では生体腎移植がほとんどの状況になっています。

以上３つの腎代替療法に関して説明しましたが、いずれも開始するには、事前に外科手術を要します。

腎移植は当然として、血液透析では、血液を透析中に取り出すための「内シャント」（普通は上腕で、動脈と静脈を縫い合わせたもの）をつくる手術が必要になります。腹膜透析では、お腹に透析液を出し入れするための「腹膜透析カテー

【ハイブリッド療法】

腹膜透析だけでは、透析が十分でなくなった場合に、血液透析を併用する療法。通常週5日腹膜透析をし、1日は血液透析のみ、翌日は何もしない。つまり週に2日はお腹に透析液を入れずに済む。このことで腹膜の機能が回復することもある。

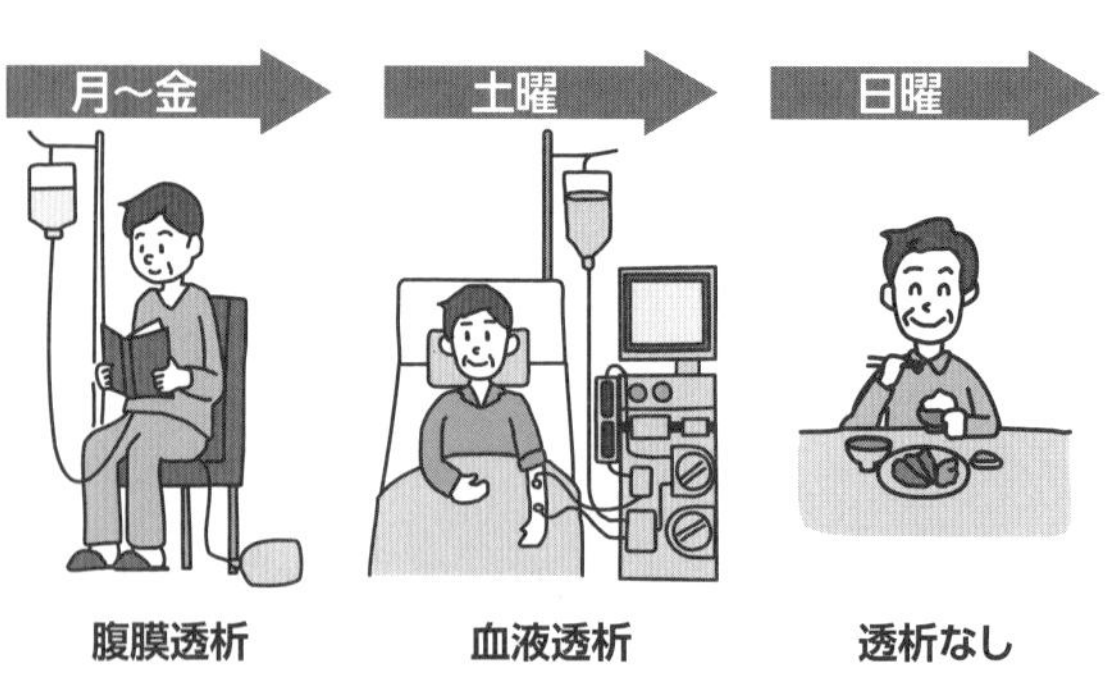

テル」の挿入手術が必要です。

どの腎代替療法を選択するかには、医学知識も必要なので、患者さんだけでは決定できないでしょう。医師から情報を提供してもらい、医師の補助のもと、最終的には患者さんに決定してもらいます。

改善できるCKDもある

今回は生活習慣病の観点からＣＫＤを説明しましたが、実はひとくちにＣＫＤといっても、その原因は多岐にわたります。

遺伝が原因となる「[※3]多発性嚢胞《のうほう》腎」や「[※4]アルポート症候群」、「ファブリー病」などもありますし、「[※5]全身性エリテマトーデス」などの「膠原《こうげん》病（自己免疫疾患）」が原因のこともあります。また、心不全が原因で腎機能が落ちることもあります。さまざまな原因に応じた特異的な治療をすることで、腎機能が大きく改善することもあります。

早期発見、早期治療が重要と書いたように、異常が指摘された場合はいち早く腎臓内科専門医を受診しましょう。

名市大病院の腎臓内科には、５人の腎臓専門医がいます。ＣＫＤの治療のみならず、腎不全に伴う合併症（腎性骨症や腎性貧血など）にも十分な経験を持っています。紹介状を持ってきていただければ、喜んで診させていただきます。

※3　多発性嚢胞腎
常染色体優性遺伝の病気で、腎臓に多くの嚢胞（水泡のようなもの）ができ腎臓が徐々に巨大化する。現在新薬が使用でき、効果が確認されている。

※4　アルポート症候群
慢性腎炎、難聴、眼合併症を呈する症候群で、しばしば末期腎不全へと進行する。現在新薬が開発中。

※5　全身性エリテマトーデス
発熱、全身倦怠感などの炎症を思わせる症状と、関節痛、皮膚症状（形紅斑、脱毛、日光過敏症）そして腎臓、肺、中枢神経などの内臓のさまざまな症状が一度に、あるいは経過とともに起こってくる膠原病。ステロイドなどの免疫抑制剤で治療する。

脳梗塞の診断と治療
—最近の知見を踏まえて—

医学研究科神経内科学　講師
大村　眞弘

「要介護」「寝たきり」になる病気Nｏ．１の脳卒中。脳細胞に血液がまわらなくなることで起こります。どんな病気で、どのように治療するのでしょうか？

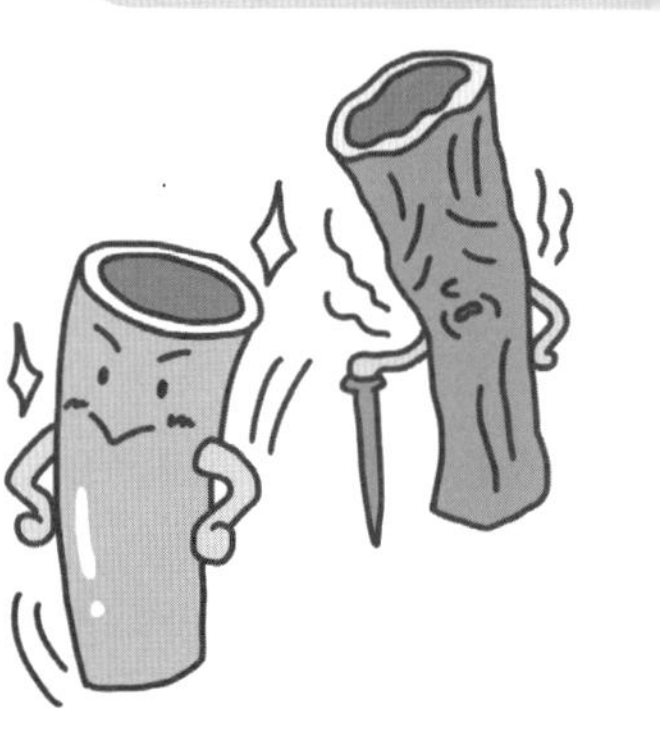

増加の一途をたどっている脳梗塞

「脳梗塞」は脳卒中のひとつです。血管が破れて生じるのが「出血性脳卒中」であるのに対し、「虚血性脳卒中」とも呼ばれる脳梗塞は、血管のつまりが原因で生じます。

脳卒中は突然発症します。昨日まで元気だった人が、突然まひや失語などの重い症状になるため、古来よりあたかも悪い気に当たったように捉えられ、「中風」、「中気」などと呼ばれてきました。

出血性脳卒中は、脳の表面にあるクモ膜の下腔に生じる「クモ膜下出血」

図表1　脳卒中には血管がつまるタイプと破れるタイプがある

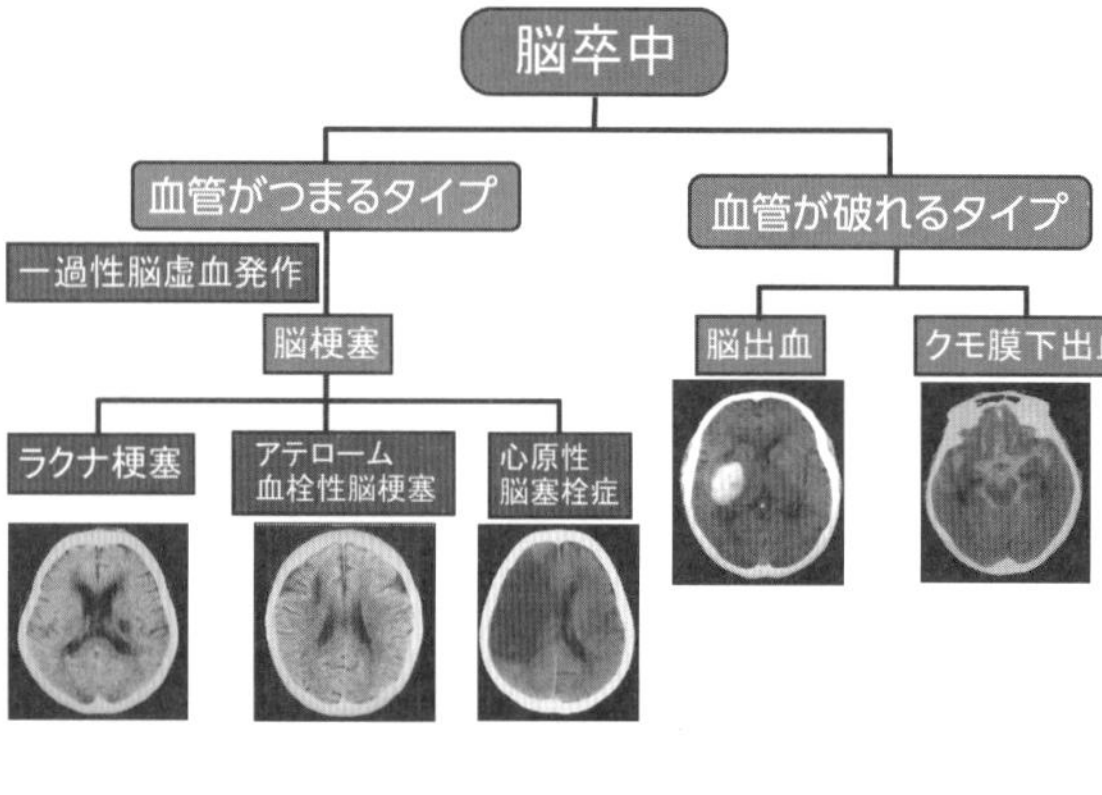

と、脳の中に生じる「脳出血」に分けられます。クモ膜下出血の原因の大半は、脳動脈瘤《りゅう》の破裂です。脳出血のほとんどは「穿通枝《せんつうし》」という脳を貫く小さな血管の枝が破れることにより起こります。

脳卒中といえば、戦前までは脳出血が最多でした。治療されていない高血圧患者が多かったことが、その一因として考えられます。

しかし経済が豊かになり、人々の栄養状態がよくなると、コレステロール値の高い人が増え、動脈硬化などで脳の血管がつまる脳梗塞が、脳出血を上回るようになりました。脳梗塞には大きく分けて「アテローム血栓性脳梗塞」、「心原性脳梗塞」、「ラクナ梗塞」の3種類がありますが、「アテローム血栓性」と「心原性」が特に、国民の栄養状態の改善や長寿化に伴って増加傾向にあります。

血管にこびりついたコレステロールが原因！
アテローム血栓性脳梗塞

脳梗塞の主な原因は血栓（血小板や赤血球が凝集したもの）ですが、最近、血栓が形成されるメカニズムが明らかになってきました。

ドイツの医学者であるウィルヒョウは、血栓ができる条件として、

・血管壁の障害
・血流の停滞
・血液性状の変化

図表2　日本の脳卒中は脳出血→脳梗塞へ

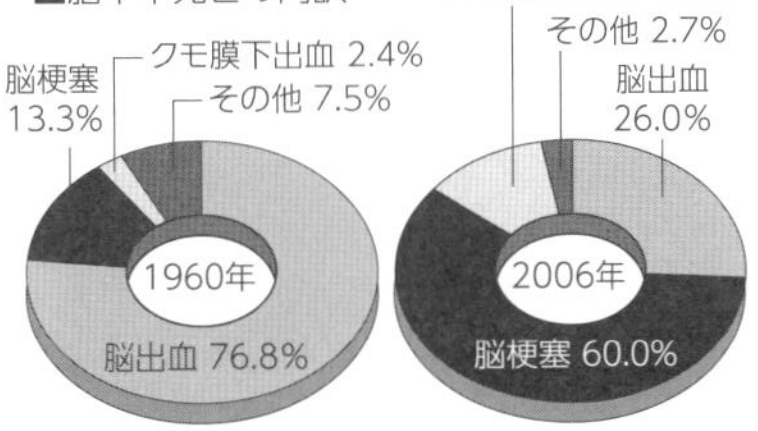

（厚生労働省 平成18年（2006年）人口動態統計より）

図表3　脳卒中患者は増え続けている

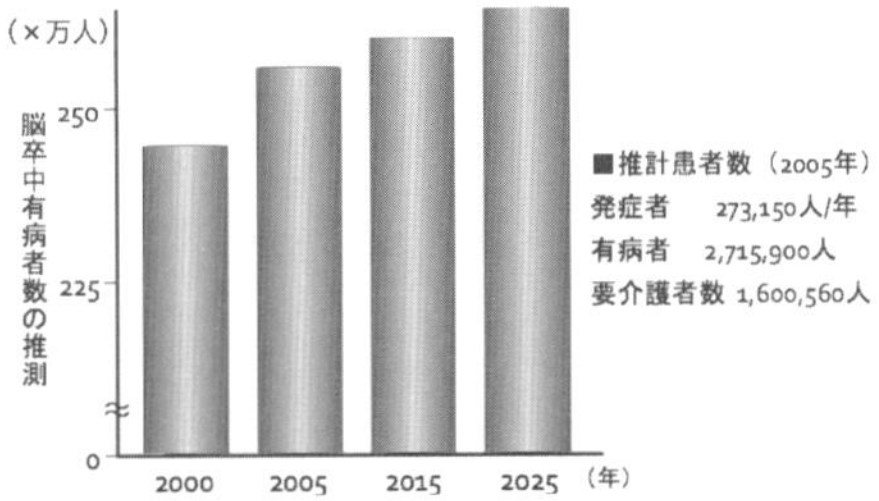

（厚生労働省研究班（主任研究者:鈴木一夫）2000年）

を挙げていますが、アテローム血栓性脳梗塞では、血管壁の障害「アテローム」により、病変が生じ、血流が停滞します。

「アテローム」はコレステロールのかたまりのようなもので、血管壁に動脈硬化が生じると形成されます。肉眼では、さびついた水道管のように見えます。

アテロームができやすいのは、首の内頸《けい》動脈と外頸動脈の分かれ目、中大脳動脈、椎骨動脈、脳底動脈などで、アテロームが血管壁にこびりつくことで、血管が狭まります。

動脈内での血液の流れは、基本的には規則的で、中心部の流速が最も早く（図表4）、周辺になればなるほど遅くなります。

血管が狭まると血流は増加し、ある一定の条件を満たすと不規則になります（聴診器で雑音が聞こえるようになることも）。すると血流が停滞し、血栓が形成されやすくなります。進行すると、できた血栓が離れた場所の血管にも血流にのって流れつき、つまりを起こすことがあります。

アテロームにより局所的に生じる隆起性の病変は「プラーク」と呼ばれ、さまざまな種類があります。特に血栓を形成しやすいのは、壁がゴツゴツしていたり、表面に陥没（潰瘍《かいよう》）があったりするプラークです（図表5）。

図表4　血管が狭まると乱流が起きる

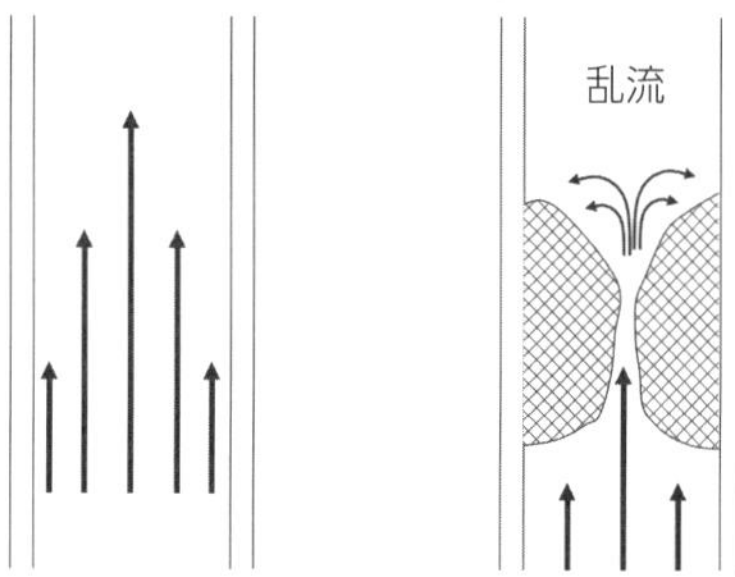

図表5　血管にこびりついた
アテロームが病変をつくる

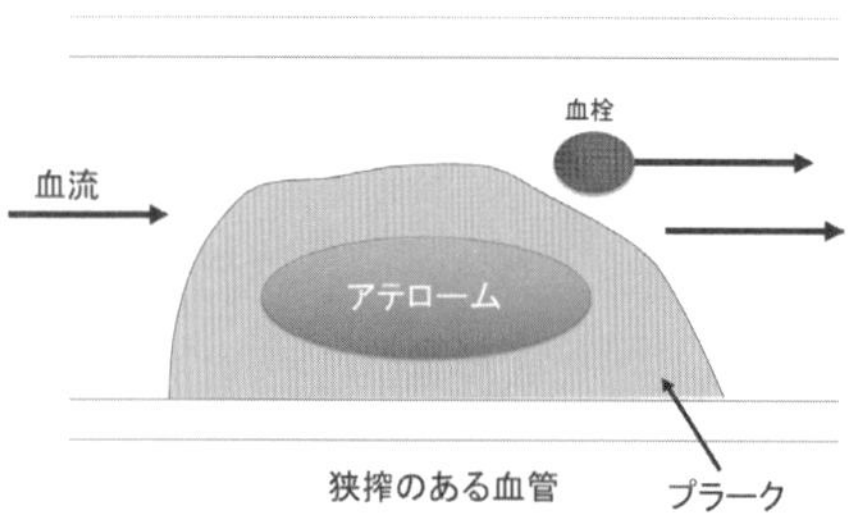

アテローム血栓性脳梗塞の診断と治療

脳卒中の診療では、諸悪の根源であるアテロームを見逃さないことが重要です。脳ドックや人間ドックで受けたMR検査やエコー検査で、「頸動脈にプラークがあります」、「脳の血管に狭窄《きょうさく》があります」と指摘されることも少なくありません。血管壁そのものを映し出し、かつ血流を測定できる「頸動脈エコー検査」は、特に有用な診断方法です。

エコー検査はベッドに寝ながら受けることが可能で、体への害がなく、『脳卒中診療の手』ともいわれています。「当てればわかる」、それが頸動脈エコーです。頸動脈エコー検査では、血液の流れを観測することで、アテロームの性状や血管の狭まりがどれだけあるかを推定できます。収縮期[※1]の血流が低下していると、測定した部位よりも近位で狭窄が認められ、拡張期の低下では、遠位で狭窄が認められます。

アテロームが原因の脳梗塞は「症候性プラーク」「症候性病変」と呼ばれ、脳梗塞が起こる前にエコーやMR検査でたまたま見つかった場合は「無症候性プラーク」「無症候性病変」と呼ばれます。治療方針はそれぞれによって異なります。

症候性では「抗血小板薬」という、血小板が固まるのを抑える薬の内服が推奨されます。無症候性の場合は、抗血小板薬の効果がありません。

※1 **収縮期／拡張期** 心臓の左心室が収縮／拡張したとき。血圧の上のほうは収縮期に血管にかかる圧力を測定したもので、左は拡張期の圧力を測定したもの。

図表6　血液波形の異常

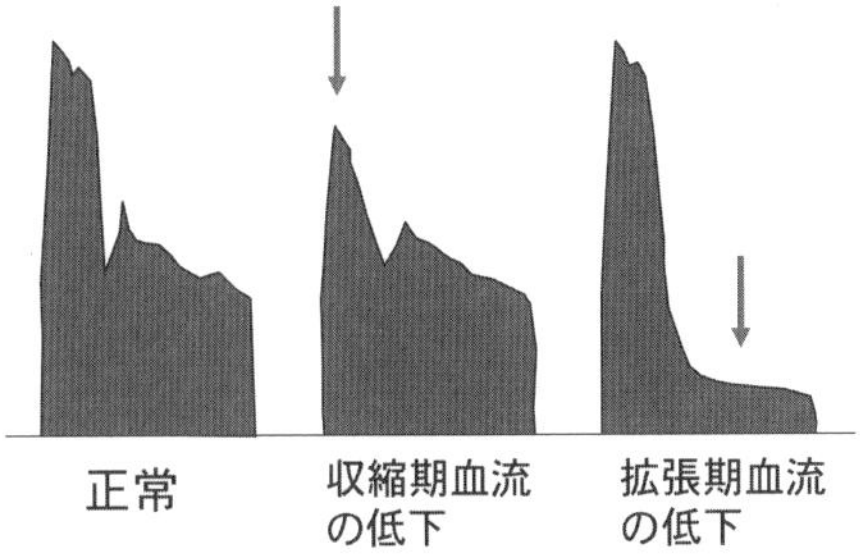

症候性でも、血管が直径比で50％以上狭くなっている場合は、機械的な治療を行います。「機械的」とはつまり、プラーク自体を取り出すことで、外科的に切り取る方法を「頸動脈内膜剥離《はくり》術」と呼びます。カテーテルという管を用いて血管を拡げ、ステントという金属の筒を置いてくる方法もあり、「頸動脈ステント留置術」※2と呼びます。どちらにも一長一短があり、症例ごとに効果をよく検討する必要があります。

いずれの手術も、目的は脳梗塞の再発を防止すること。血管がひどく狭くなった「高度狭窄」の症例では、無症候性でも外科的治療を選択することがあります。

※2 **頸動脈ステント留置術**
ステントは金属でできた円筒形の網で、血管を内側から外側に広げる作用を持つ。永続的に留置される。

「心房細動」が原因で起こる心原性脳塞栓症

血管自体には問題がなくとも、別の場所から流れてきた栓子（血管をつまらせるもの）が、血管をつまらせる病気を「塞栓症」と呼びます。脂肪や空気などさまざまなものが栓子になりますが、最も多いのはやはり血栓です。

心臓から送り出される血液のうち、20％が脳に循環するといわれています。心臓でできた血栓は、真っ先に脳に飛んでいきます（図表7）。

血栓が形成される条件として、ウィルヒョウの3条件を示しましたが、心臓の中では血流の停滞によって血栓が形成されることが多くあります。原因となる病気の代表的なものに「心房細動」があります。

図表7　心臓でできた血栓は脳へ

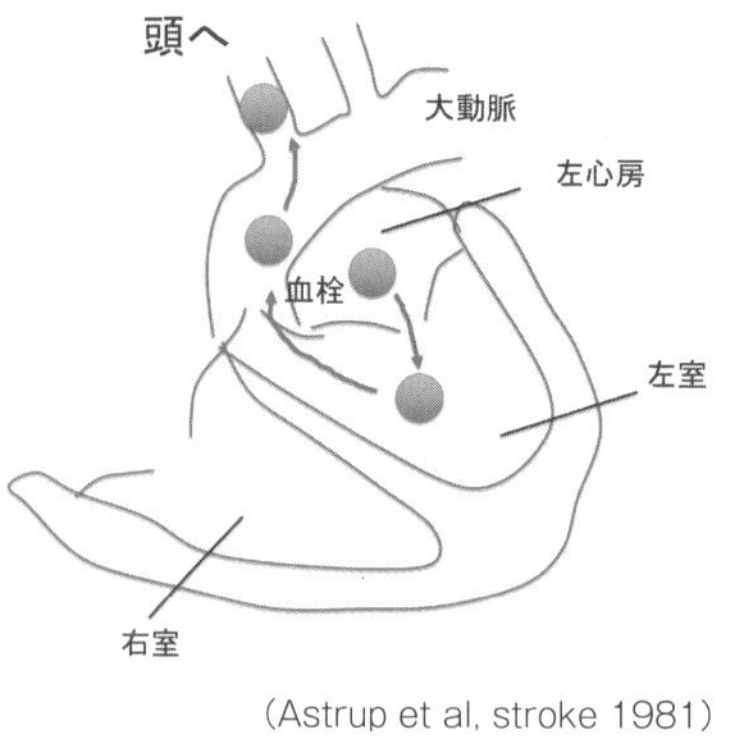

(Astrup et al, stroke 1981)

心臓には、４つの部屋（右房、右室、左房、左室）があります。

心臓は、以下のような仕組みで収縮します。まず、左房にある「洞房結節」から電流が発生し、左室内の「房室結節」に伝わると、左室が収縮します。同時に右房では静脈血が受け取られ、右室がそれを肺に送ります。

このとき、房室結節で発生する電流に障害が起き、左房が痙攣《けいれん》のような動きを見せ、血液が停滞してしまうのが、心房細動です。

持続的に起こる心房細動を「持続性心房細動」と呼び、出たり消えたりするものを「一過性心房細動」と区別します。発生しているそのときに心電図をとらなければ、心房細動が起きていることはわかりませんから、後者の場合は、長時間かけて心電図をとる必要があります。「Holter心電図」や「植え込み型心電図」では、24時間心電図を測定します。

心房細動と診断されたら

心房細動と診断されたら、すぐに治療しなければいけないのでしょうか。

脳梗塞を発症したことのない人が予防をすることを1次予防、1度発症した人が2回目以降の発症を予防するのを2次予防と呼びます。

2次予防では原則として、血が固まらないようにする抗凝固薬を内服しますが、この薬には出血しやすくなるというデメリットがあるため、1次予防では投与を慎重に検討する必要があります。一般的に高血圧や心不全の高齢者では、心房細動の1次予防として、抗凝固薬[※3]をよく使用します。

その他の脳梗塞

「ラクナ梗塞」は、高血圧患者によく発症する脳梗塞です。名前の由来は、フランス語で「湖」を意味する「lacunes」。患者の死後、脳を調べると、小さなくぼみ状の病変があることからその名がつきました。ラクナ梗塞は脳の奥まったところに生じた直径15㎜以下のくぼみ、と定義されていますが、5～10㎜前後のものが一般的です。

症状が15～30分と一時的で、自然に軽快する「一過性脳虚血発作」という脳梗塞もあります。24時間以内に症状がなくなり、画像診断で病変が確認されないものはこの病気と診断されます。ほとんどの患者さんは症状がおさまると医療機関を受診せず、受診したとしてもケロッとしていますが、大きな爆弾を抱えていることも少なくありません。

一過性脳虚血発作は、脳梗塞の前兆と考えられています。大半の患者さんは、症状が自然に軽快すると医療機関を受診しないことも多いのですが、一過性脳虚血発作は地震の余震のようなもので、後日、大きな本震、つまり脳梗塞を生じることがあります。

一過性脳虚血発作の患者は、主に頭頸部動脈の狭窄や心房細動などの爆弾を抱

※3 抗凝固薬
本来、人間に備わっている血栓を形成する機能(凝固機能)を抑える薬。凝固因子の産生を抑制するワーファリンが歴史が古いが、最近では新しいタイプの抗凝固薬も登場している。

えています。この爆弾が破裂する前に見つけて処理するのも、臨床医の重要な役目でしょう。

症状が多岐にわたり、特有の症状を定義することは難しいのですが、左右差がある場合は特に要注意です。

脳梗塞とはそもそも何なのか

「梗塞」は「虚血による細胞壊死《えし》」と定義されます。

壊死とはつまり、細胞が死んでしまっているということ。現代医学では、死んだ細胞をよみがえらせることはできません。では何をどう治療するのでしょうか？

1981年に、脳細胞には機能障害が生じても治せる血流領域がある、との報告がされました。

100gの脳細胞には、1分間に50㎖前後の血液が流れているといわれていますが、20㎖を下回ると脳細胞の機能が停止し、5㎖を下回ると脳細胞自体が障害され、細胞死に至るとされています。機能は停止しているが、細胞死には至っていない20㎖未満5㎖以上の領域を、同報告では「ペナンブラ」と命名しています。

ペナンブラは本来、天文学の用語で、〝日食で完全に月に食べられていない太陽の周辺部分〟を意味します。ペナンブラ領域は死には至っておらず、血流が再

図表8　機能障害と細胞死

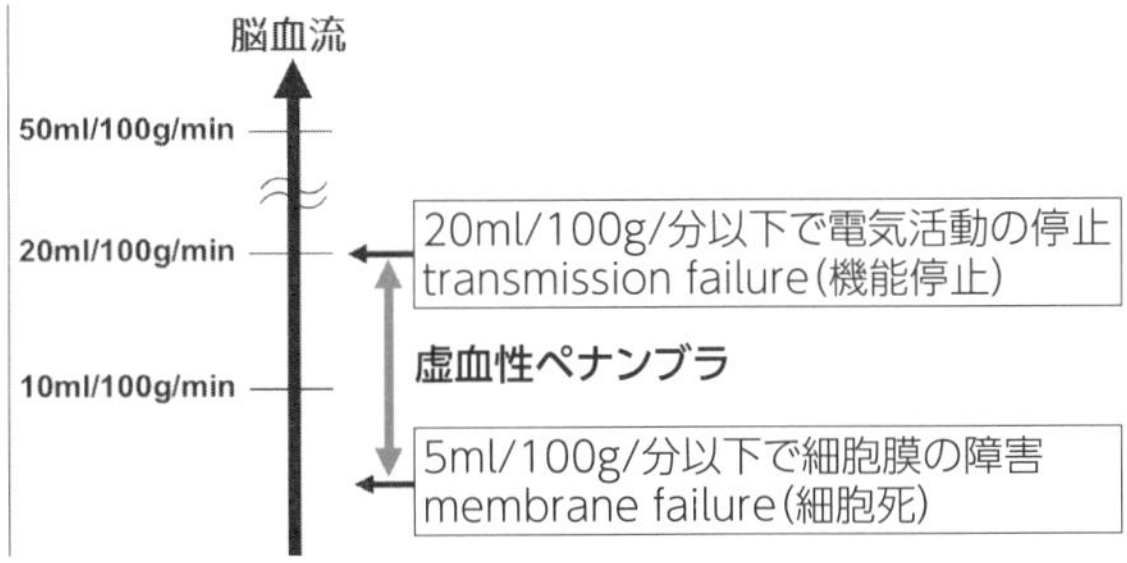

開すればまた機能が復活し、症状が改善する部分ということを指して、この名がついたのです。

脳細胞をイネに例えてみましょう。元気なイネ、枯れかかったイネ、枯れたイネの3本があります。枯れた理由が水不足だったとすれば、また水をやるとどうなるでしょう。元気なイネは当然元気なままですが、完全に枯れてしまったイネは、どれだけ水を与えても戻りません。しかし、枯れかかったイネは、もとの元気なイネに戻ります。

ここでいう元気なイネは正常の脳細胞、枯れたイネは壊死した脳細胞（梗塞）、そして枯れかかったイネはペナンブラに相当します。枯れかかったイネの救済に最も効果的な方法は、水を与えることです。ペナンブラの救済も同様で、血流の再開が最も効果的です。

枯れかかった脳細胞に血流をまた与えるには

閉塞した血管を再開通させるには、溶解、破砕、吸引、拡張などの手技がありますが、最も早く効果を確立できたのは、「ｒｔＰＡ静注[※4]療法」です。

1995年に、発症3時間以内の脳梗塞にはｒｔＰＡを静脈内に投与すると有効であると示され、米国では96年に、日本では05年に認可

図表9　枯れかかった稲=ペナンブラ、枯れた稲=梗塞

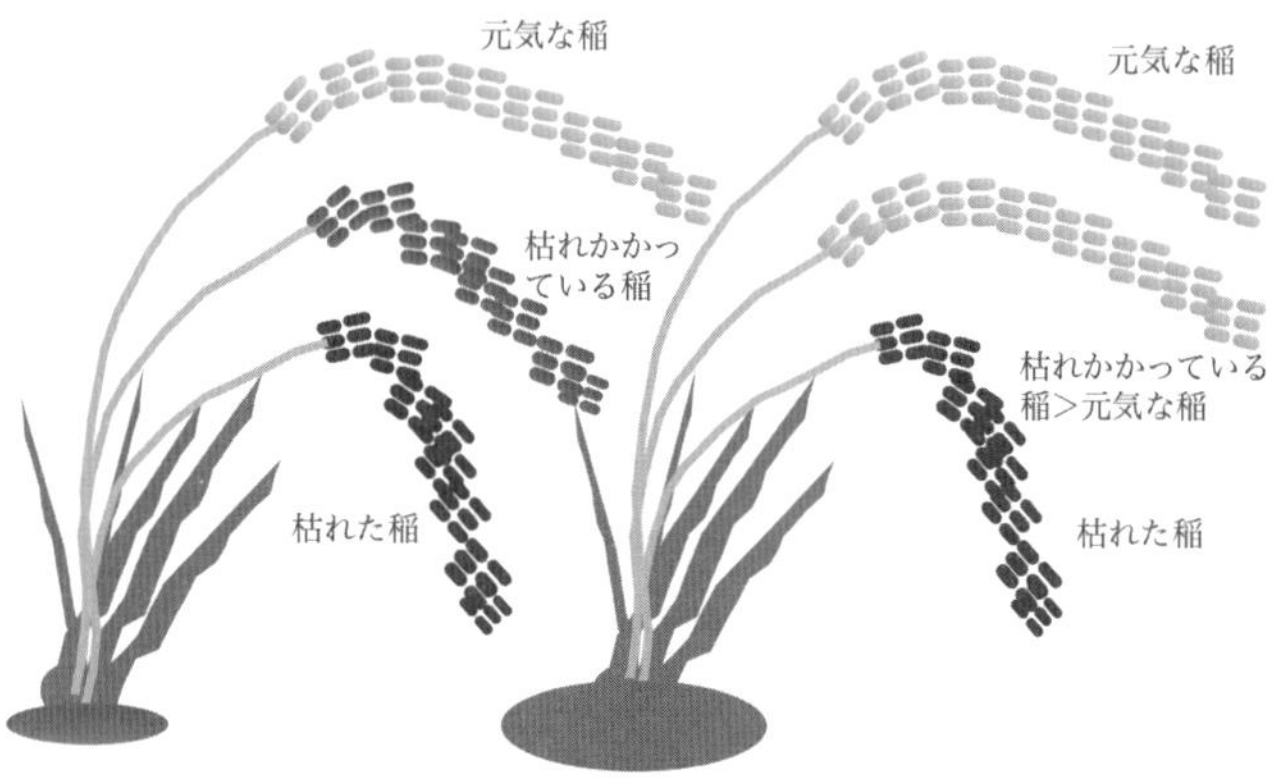

※4　rtPA
「遺伝子組み換え組織型プラスミノゲン・アクティベータ」の略称。本来体内にあるプラスミノゲン・アクティベータという物質を、人工的に合成したもので、プラスミノゲンをプラスミンに変換。プラスミンは酵素で、血液を凝固させるタンパク質・フィブリンを溶解する。

され、使用可能となりました。現在では、発症後4・5時間まで効果が確認されています。

rtPAは点滴で投与でき、どの病院でも行える、比較的普遍性の高い治療といえます。ただし全身投与のため、別の臓器から出血してしまうこと（鼻血や胃からの出血）も少なくありません。また、投与量は血栓の体積ではなく、患者さんの体重で決められます。血栓の大小に関わらない量のrtPAの静脈内投与だけで、十分な効果は得られるのでしょうか？

大きな血栓は当然、小さな血栓より溶解しにくく、大きな血栓で生じた太い血管のつまりは、rtPAのみで再開通させるのが困難です。この「太い血管閉塞には効きが悪い」という弱点を補うため、カテーテルによる機械的血栓除去術が、すでに保険診療として認められています。

機械的血栓除去術は本邦では2011年に認可されましたが、当初は「メルシーリトリバー」というカテーテル1種類のみしか使用できませんでした。しかしながら、その後、改良された医療器具がどんどん使えるようになり、安全性や有効性は格段に飛躍しています。詳細は次の、脳神経外科の西川先生の記事を参考になさってください。

カテーテル治療が さまざまな脳の病気を解決！

医学研究科脳神経外科学　助教　西川　祐介

医療用の細い管を血管中に通して行うカテーテル治療は、昨今めざましく進化し、脳卒中も頭を切らずに手術できるようになりました。頭痛の改善にもこの治療が有用な場合があります。

脳卒中の外科医は二刀流を目指す

脳梗塞《こうそく》、脳出血、くも膜下出血などの病気をまとめて「脳卒中」といいます。「カテーテル治療」と「開頭手術」の2種類の外科治療が行われており、使い分けは施設によってさまざまです。

カテーテル治療は、「脳血管内治療」とも呼ばれています。マイクロカテーテルという約1㎜径の、非常に細い医療用の管を、病気のある場所にまで血管を通して行うからです。

開頭手術は頭皮を切開し、頭蓋骨の一部をドリルで削って、顕微鏡を用いなが

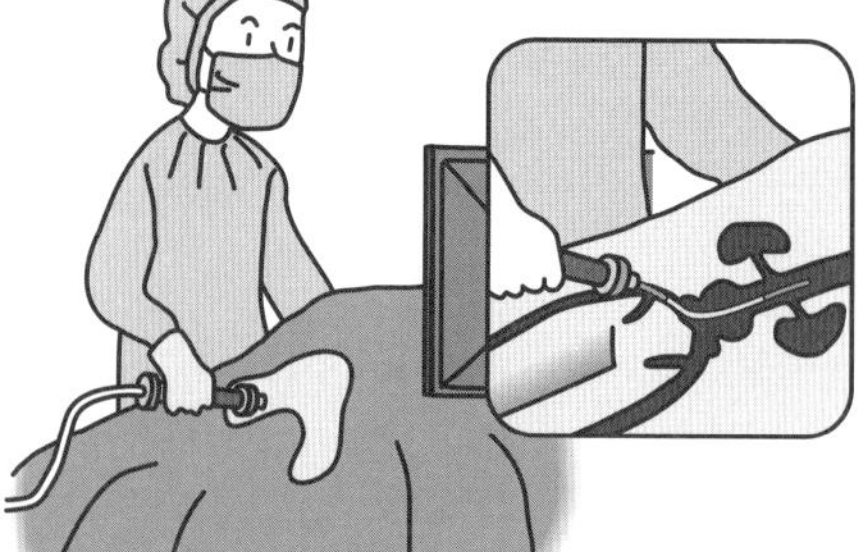

ら行います。

カテーテル治療のすばらしい点は、頭を切らず、足のつけ根を2㎜ほど切開するだけでよい、という点です。切開が小さくなれば、当然患者さんの負担（侵襲度ともいいます）は小さくなり、術後の回復も非常に早くなります。

だからといって、必ずしも危険性が少ないという訳ではありません。名市大病院では、開頭手術も脳血管内治療にも対応できる二刀流を目指して、脳卒中の担当医を育成しています。両方を習熟することで、より適切で安全な治療を選べるようになるからです。

検査結果から、どちらの手術でも危険性が変わらないと判断した場合は、負担の少ない脳血管内治療を提示します。一方、どちらかのほうが、危険性が低いと判断した場合は、その治療法を患者さんに提示します。

治療のリスクが大きい、難易度が高い症例であっても、両方の治療をうまく使い分け、少しでも安全性を高めて外科治療を提供していくことが我々の使命です。

脳血管内治療は、使用する医療器具と、検査に使う「アンギオ装置」[※1]の進歩によって、治療対象が年々広がってきています。ここからは脳卒中と最新の脳血管内治療に絞って、解説します。

※1　アンギオ装置
血管の形状や異常、腫瘍への血管や血流の状態を検査・治療する機器。

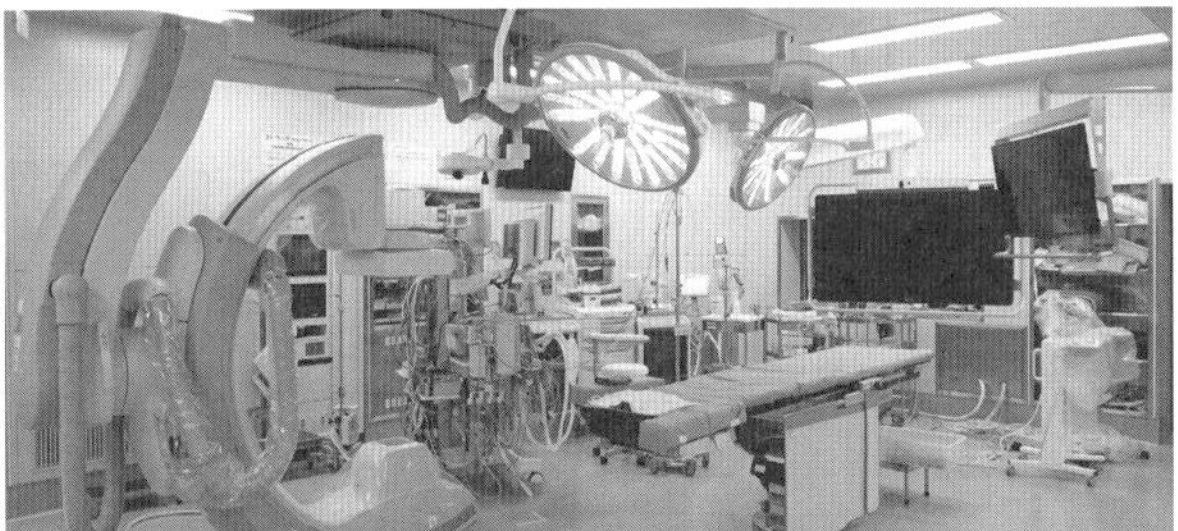

ハイブリッド手術室（アンギオ装置がある手術室）

くも膜下出血を未然に防ぐ脳動脈瘤コイル塞栓術

「くも膜下出血」はよく聞く病名ではないでしょうか? 著名人がこの病で倒れるたびに、メディアで報じられています。

この病気の原因は脳動脈瘤《りゅう》の破裂で、脳の表面（くも膜下）に出血が広がります。

くも膜下出血は、

①再破裂を予防するための手術

②「脳血管攣縮《れんしゅく》」（脳血管が一時的に細くなること）による脳梗塞の予防のための全身管理と薬物治療

③社会復帰に向けたリハビリテーション

の組み合わせで治療します。非常に多くの労力と時間を要し、患者さんとご家族の負担は計り知れません。

そこで、脳動脈瘤が破裂する前に治療できるようにと、脳ドックが普及しました。MRIで破裂する前の脳動脈瘤を発見し、くも膜下出血を未然に防ぎます。

脳動脈瘤は最近、7~8割がカテーテル（コイル塞栓《そくせん》術）で治療できるようになりました。動脈瘤にプラチナ製のコイルをつめて、動脈瘤に血が流れ

図表1　バルーンカテーテルを併用したコイル塞栓術

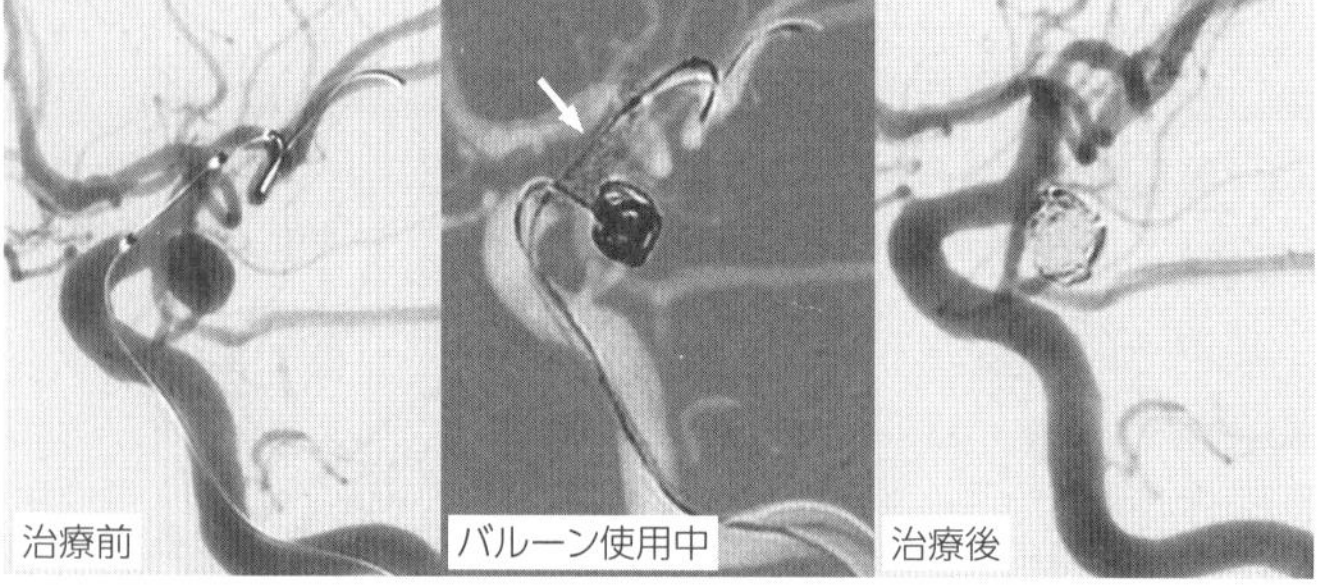

バルーンカテーテルを膨らませてコイルを動脈瘤内に留置し、分岐血管も温存している

※2　バルーンカテーテル
先端に風船がついたカテーテル。風船を膨らますことでコイルやカテーテルの動きをコントロールできる。

込むのを遮断し、破裂を未然に防ぐ手術です。

太いガイドカテーテルを足のつけ根から首の血管まで進め、この中を通してマイクロカテーテルを動脈瘤まで進めます。さらにマイクロカテーテルから、瘤内にコイルを入れていきます。コイルは動脈瘤内に血流が入らなくなるまで、何本も入れていきます。

現在日本でこの手術に使用されるコイルは、約70種類もあります。各コイルの特性を理解した担当医が、コイルの種類、径、長さを選択して、治療を行います。


コイルがうまく動脈瘤の中に収まらないと、脳梗塞などの合併症を引き起こす可能性が出てきます。[※2] バルーンカテーテルの併用（図表1）、2本のマイクロカテーテルを瘤内に入れるダブルカテーテル、母血管（動脈瘤の根元の血管）にステント（金属でできた網目上の筒）を留置する（図表2）、などさまざまなテクニックを併用して治療が行われます。

破裂前の脳動脈瘤に対するコイル塞栓術は、1週間程度の入院で済ますことができ、退院後は1週間ほどで社会復帰できます。皮膚切開も足のつけ根に2㎜程度なので、外見からは手術したとわからないことも、患者さんにとってよい点だと思います。

図表2　ステントを併用したコイル塞栓術

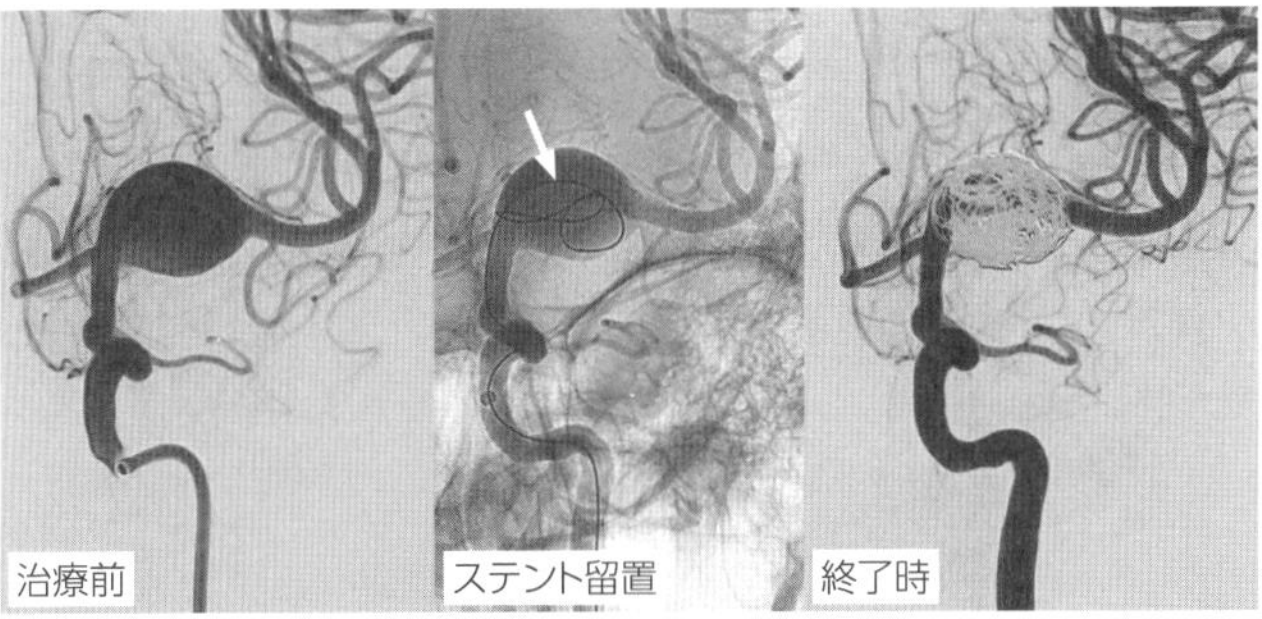

ステントを留置して母血管を温存し、コイルを留置している

脳梗塞になる前に救う！ 血栓回収療法

脳梗塞、特に脳塞栓症[※3]急性期に対する治療は、この5年間で大きく変わりました。

2015年に「脳主幹動脈急性閉塞」（脳の中の太い動脈が突然つまって起こる脳梗塞）に対し、新たな治療法〝血栓回収療法〟が報告されたのです。これをきっかけに多くの病院で、脳梗塞に対する緊急のカテーテル治療ができるようになりました。

血栓回収療法は、検査結果によっては発症から24時間まで有効ですが、多くの場合、発症してからすぐに治療を行うことが非常に大切です。われわれ医療者の努力も当然必要ですが、患者さん側の協力も、とても大事です。

まずは『突然、まひ（手足が動かなくなってしまった）などの脳梗塞の症状が出たら、すぐに救急車で病院に行く』こと。

症状が軽いと、「少し寝て、もう少し様子を見たら治るかな」とか「この程度の症状で、救急車で病院に行くのは大げさだろう」と思われる方もいらっしゃいます。しかし、「脳主幹動脈急性閉塞」による脳梗塞は、初めは症状が軽くても、徐々に進行してしまうことがめずらしくありません。

まひという症状は一般の方でも気づきやすい症状ですから、すぐに救急車で病

※3　脳塞栓症
心臓の不整脈（主には心房細動）によりできた血栓が、脳血管に飛んできて閉塞させてしまう脳梗塞。

【脳梗塞の初期症状を見抜くFAST】
①F（Face）：顔面のまひ
②A（Arm）：腕のまひ
③S（Speech）：言葉が出てこない。ろれつが回らない。
④T（Time）：①～③3つのサインが出たら、すぐに救急車を呼ぶ。

院に来てください。発症から1時間以内に病院に来られれば、治療成績はぐっと向上します。

血栓回収療法は、ステントに血栓をからめて回収する「ステントレトリーバー」か、血栓を吸引して回収する「吸引カテーテル」のどちらか、あるいは両方を組み合わせて行います。

医療器具も毎年のように改良されており、脳梗塞に対するカテーテル治療は、脳血管内治療の中でも注目を集めている分野です。器具の改良によって、今では有効再開通率（脳梗塞による後遺症が軽くなる状態まで、つまっていた血管に血流が戻る割合）は、80~90％と非常に高くなりました。

図表3の症例は、搬送されたときには重度の左半身のまひがあり、意識ももうろうとした状態でした。しかし、不整脈によってできた血栓を取り去り、血流が戻ると、カテーテル室にいるうちに左まひがよくなり、会話もできるようになりました。ステントには多量の血栓が付着し、治療終了時の画像でも、つまった血管の完全な再開通が確認できました。

脳塞栓症を起こし、突然に重度のまひや意識障害をきたしても、すぐに治療を受ければ、〝奇跡的な回復〟ができます。血栓回収療法の恩恵を受けることができる患者さんが一人でも多くなるよう、われわれも努力していきたいと思います。

図表3　ステントレトリーバーを用いた血栓回収療法

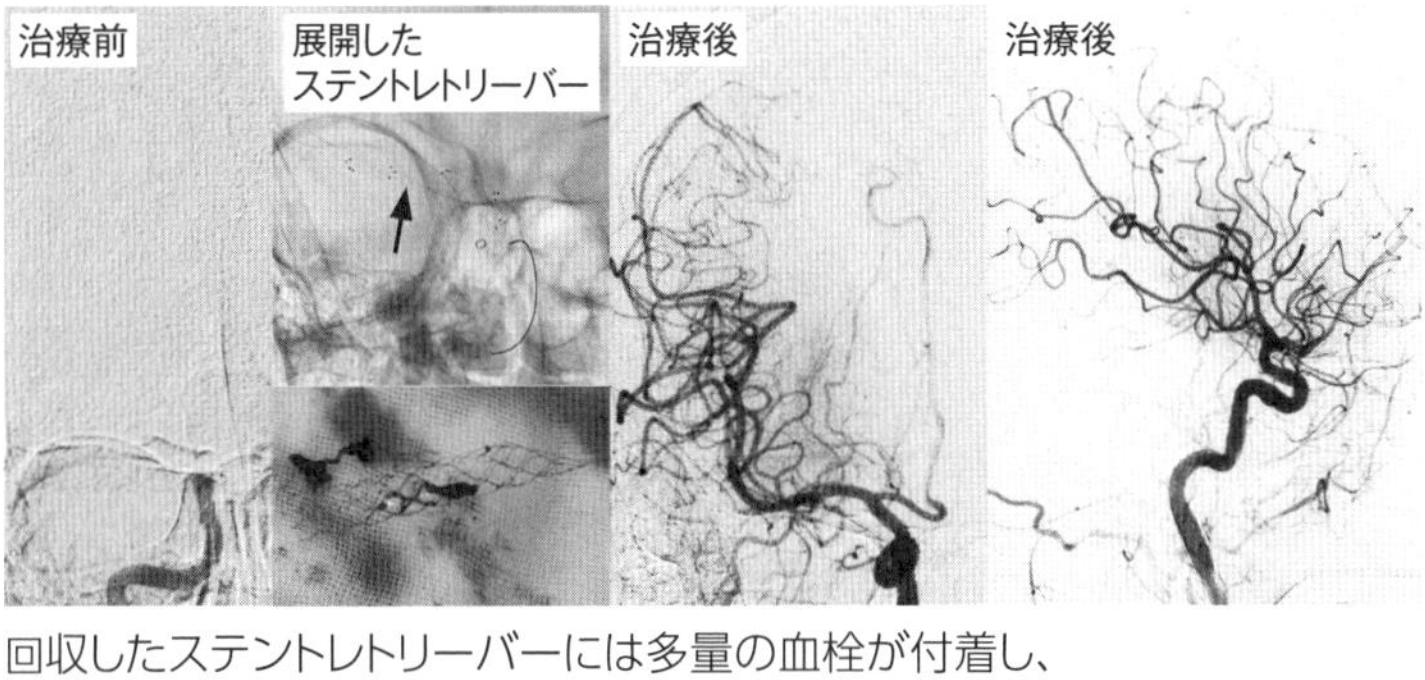

回収したステントレトリーバーには多量の血栓が付着し、閉塞した血管は完全に再開通している

カテーテル治療を行う脳梗塞として、もう1種類の病態があります。それは「内頸動脈狭窄症《ないけいどうみゃくきょうさく》」です。内頸動脈狭窄症が原因で起こる脳梗塞は、起きる前に前兆発作がよくあります。一時的な手足のまひや、しゃべりにくさを自覚した場合は、その前兆発作かもしれません。すぐに病院を受診しましょう。

脳出血にも行うカテーテル治療

脳出血は、高血圧が原因のものがほとんどですが、脳の血管の問題によって起こることもあります。特に40歳未満の若年者の場合は、「脳動静脈奇形」が原因となることがあります。

脳動静脈奇形とは、異常に発生した血管のかたまりで、これに注ぎ込む動脈と、血液が流れ出る拡張した静脈からなります。

治療のゴールは、異常血管のかたまりをなくすことです。かたまりを摘出する開頭手術、カテーテル治療（塞栓術）、放射線治療（ガンマナイフなど）を組み合わせて行います。

カテーテル治療はかつて、摘出を安全に行うための補助的手段でした。しかし装置の進化により、カテーテル検査で複雑な構造の脳動静脈奇形をかなりくわしく評価できるようになり、カテーテルや液体塞栓物質の発展によって、より積極的な治療ができるようになりました。

【脳動静脈奇形の治療に使用する液体塞栓物質とは？】

①Onyx（メドトロニック）：金属粉が混入している液体が血液に触れると、析出して固体になる。

②ヒストアクリル（ビーブラウン）：いわゆる「瞬間接着剤」を油性造影剤に混ぜて注入する。

どちらも扱うには専門的なトレーニングが必要。

脳動静脈奇形の塞栓術は、原則的には動脈から行うため、「経動脈的塞栓術」といわれます。マイクロカテーテルの中でも、先端が特に細くやわらかい特殊なカテーテルを、血管のかたまりの中まで到達させ、液体塞栓物質を注入します。かたまりの構造によっては、塞栓術のみで根治させることが可能です。

塞栓物質でつめきれない場合は、安全な摘出手術を行うための準備として、塞栓術を行います。

脳動静脈奇形の摘出は、脳神経外科手術の中でも非常に難易度が高いものとされています。摘出を行う前に塞栓術を行ったり、脳血管の撮影をするハイブリッド手術室で摘出術を行うことで、より安全かつ正確に、脳動静脈奇形の治療ができるようになりました。

カテーテル治療で治る頭痛がある!

誰もが経験する頭痛は、薬物治療で改善する患者さんがほとんどです。しかし、薬では頭痛が治らない方もいます。MRIで異常がわからず、仕方なく薬を飲み続けている患者さんも多いと思います。

そんな方にも、カテーテルの治療で頭痛が改善する可能性が残っています。頭痛の原因に、脳静脈洞が狭くなることによる「頭蓋内圧亢進《こうしん》症」がありま

図表4　脳動静脈奇形に対する経動脈的塞栓術

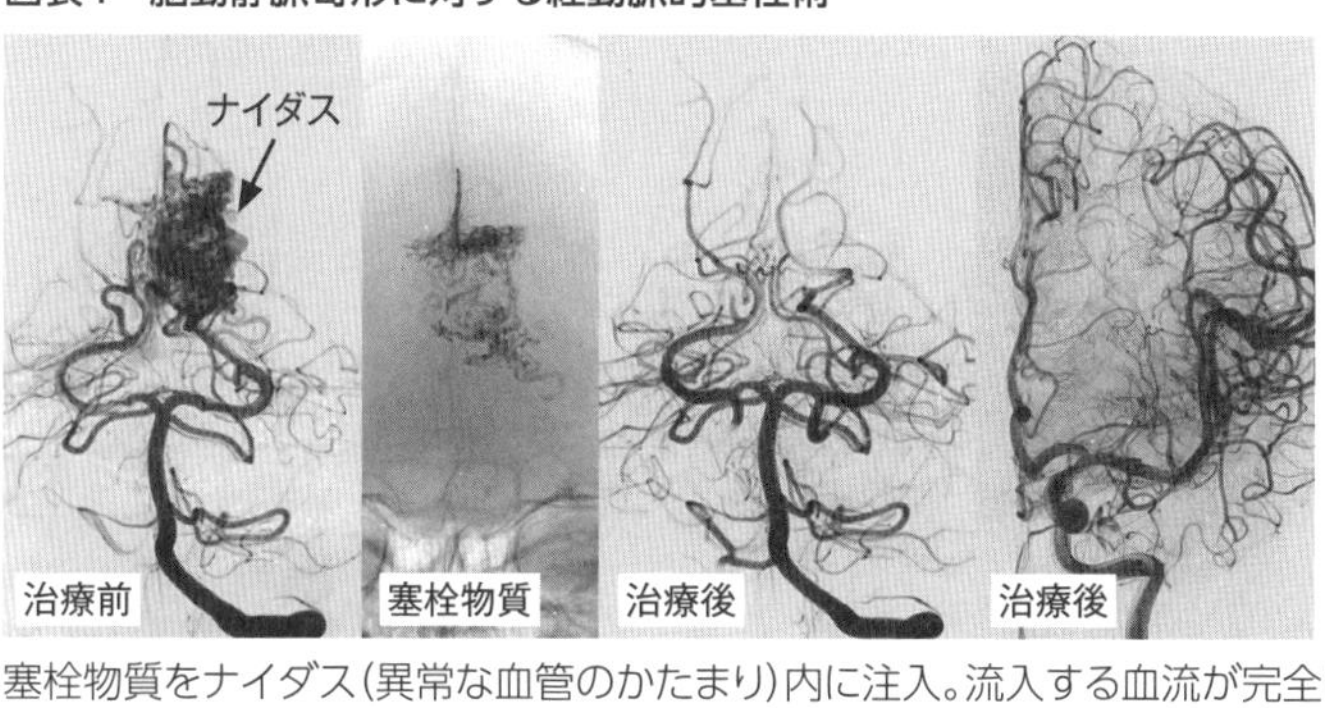

塞栓物質をナイダス(異常な血管のかたまり)内に注入。流入する血流が完全になくなる

す。ただし、通常のＭＲＩ検査は、脳静脈洞に狭窄があるかどうかという視点で行っていません。ＭＲＩで一度は問題がないと診断されても、脳静脈洞をくわしく調べれば、治せるかもしれません。

頭蓋内亢進症が原因で起こる頭痛には、特徴があります。

・薬物療法抵抗性の慢性的な片頭痛
・妊娠可能な年齢の女性
・ＢＭＩが高い（25以上）
・視力低下やかすみなど、眼の症状がある

４項目のうち、３つ以上該当する場合は、ＭＲＩで脳静脈洞の狭窄の有無の検査をお勧めします。

狭窄があるとわかった場合、カテーテル検査（脳血管を撮影し、静脈洞圧を測定）を行います。必要なら、静脈洞を広げるための脳血管内治療を行います。

海外での報告では、約90％の頭痛が改善したという、非常によい治療成績も報告されています。

コラム
Column
1

大学の意義とは？
―社会貢献を一例に

大学事務局　安永 早利

大学の意義には、学生の教育や研究のほかに「社会貢献」があります。名市大では、社会貢献の一環として、これまで市民向けのさまざまな生涯学習講座をひらいてきました。

大学の全学部と大学病院の講師がお話しする市民公開講座は、“文化の秋”を中心に開催。「健康寿命を延ばすためのヒント」「長寿社会での薬と健康」といった広く関心度の高い「健康」を中心に、多彩なテーマで展開してきました。変わり種は、薬学部のキャンパスにある「薬用植物園」の公開。生薬などを栽培・収集していて、1884年に開学した名古屋薬学校に端を発する名市大らしい施設です。普段は非公開ですが、年に数回だけ、講義と解説つきで公開してきました。

しかし、新型コロナウイルスの影響で、こうした講座の多くが中止・延期に。人数の限定、オンラインなどの工夫もされ始めていますが、この逆境をバネに新たな視点での検討も。開学70周年の節目を迎える名市大が、“今できることは何か”を考え、これまで講演してきたような知識・教養を、書籍という形で届けることに至りました。名市大の社会貢献の新たなカタチにご期待ください。

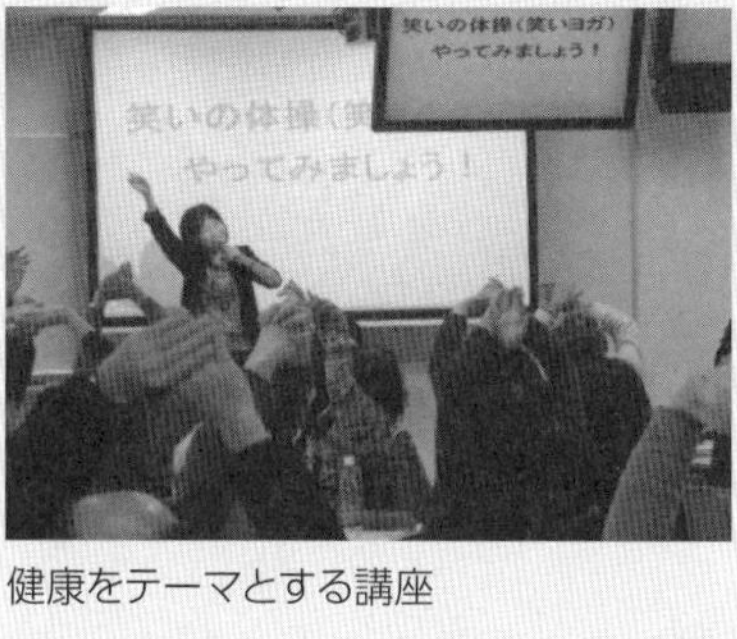

健康をテーマとする講座

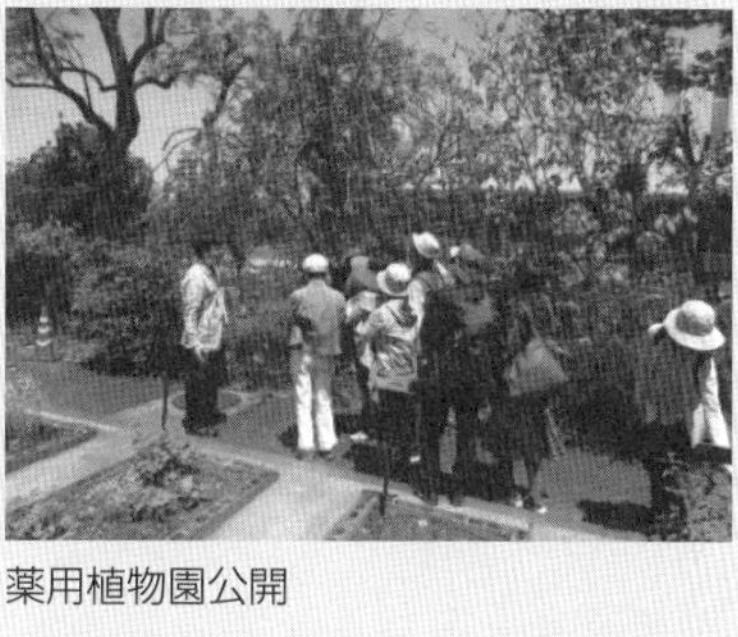

薬用植物園公開

脳を護る
—認知症にならないために、今できること—

医学研究科神経内科学　教授　松川　則之

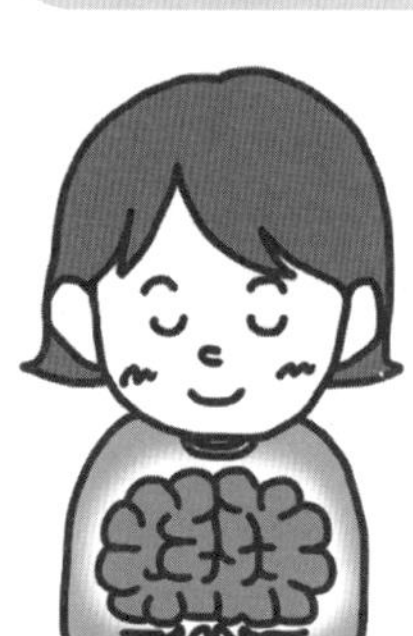

脳に加齢変化が起こっても、認知症にならない人もいます。日常生活の送り方で、脳は護《まも》れます。脳と加齢変化の仕組みを知り、予防しましょう。

脳を知ることで認知症を防ごう

昨今、急速に高齢化が進み、加齢による神経機能の低下で、日常生活を送るのが困難になるという社会問題が生じています。

では、そもそも加齢とは何でしょうか。現在の医学では、この基本的な問題のメカニズムを完全には解明できていません。

「加齢」は突然起こるものではありません。肉体的・精神的・社会的に健康な状態から、さまざまな問題が起こる中間期（フレイル）[※1]を経て、一人で生活することが困難な「要介護状態」に緩やかに進行すると考えられています。特にアル

※1　フレイル
筋力の衰え、抑うつ気分（気分がふさぎ込む）や認知機能の低下（もの忘れ、判断力の低下）、独居や経済的な困窮など、肉体的・精神的・社会的な問題が起こる、健康な状態と要介護状態の間の中間期のこと。

ツハイマー病をはじめとする認知症は、高齢者の重要な関心事です。
ここからは、脳の仕組みや加齢によって起きることを理解し、アルツハイマー病を例に挙げ、認知機能を維持するために「今できること」を考えていきましょう。

脳のしくみ

脳の重さは約1300～1400g。この小さな臓器が、循環・呼吸・消化といった基本的な生命活動をつかさどり、見る（視覚）・聞く（聴覚）・さわる（感覚）の重要な情報を、瞬時に処理して対応しています。

脳や脊髄には千数百億個もの神経細胞が存在し、それぞれが数個から数万個の神経細胞と連絡しています。神経細胞が電気的活動をすると、末端から神経伝達物質（神経活動を調節する物質）が放出されます。分泌されたのがグルタミン酸、アセチルコリン、ドーパミンなどであれば接続する神経は興奮し、GABAであれば抑制されます。

これらの神経活動を維持するために、グリア細胞（アストロサイト※2、オリゴデンドロサイト※3、ミクログリア※4など、神経系にある神経細胞以外の細胞）や、栄養や酸素を行きわたらせる血管などが、重要な役割を果たしています。

大脳の左右のうち、利き手をつかさどる半球（右利きでは左半球）を「優位半球」といいます。左脳が優位半球の場合は、左前頭葉がその人の知能や知識、人

※2 アストロサイト
神経細胞に栄養を与える、興奮を調整する、血管の機能を維持するなどの役割をもつ細胞。

※3 オリゴデンドロサイト
神経からの電気信号が効率的に伝わるよう補助する細胞。

※4 ミクログリア
神経機能を制御し、炎症などの免疫反応や神経回路の修復に関わる細胞。

格、道徳観念、判断能力をつかさどり、言葉を話すための役割を果たします。左側頭葉では言葉を理解し、両側側頭葉は記憶や時間や場所の認識について重要なはたらきをします。前頭葉には、手足を動かす機能があります。頭頂葉には、計算をする、左右を判断する、地図を読む、自分の体を認識する、立体構造を理解するなどの機能にくわえ、知覚機能（全身の痛み・触覚などの感覚）があります。後頭葉は、目から見た映像を処理します。

これらの多くの場所が、電気信号によって瞬時に結ばれ、視覚・聴覚や皮膚感覚から入った情報に対して適切な判断を行い、脳幹・脊髄を通して、話す、書く、動くなど適切な反応をとるよう機能しています。

加齢によって脳になにが起こるのか

年齢を経ると、脳内はどのように変化するのでしょうか？

死亡患者の脳の研究で、脳には加齢により、変性したタンパク質が溜まることが確認されました。蓄積したタンパク質は、神経の電気活動に障害を起こしたり、細胞が死ぬことで神経のはたらきに障害が起こったりします。

どんなタンパク質がどこに蓄積したかによって、病名は変わります。たとえば、神経細胞の間に「アミロイドβ」が溜まるとアルツハイマー病、オリゴデンドロサイトに「シヌクレイン」が溜まれば多系統変性症※5、神経細胞の中にシヌクレインが溜まるのはパーキンソン病で、「タウ蛋白《たんぱく》」が溜まるとアルツハイマー病、

図表1　動的脳機能

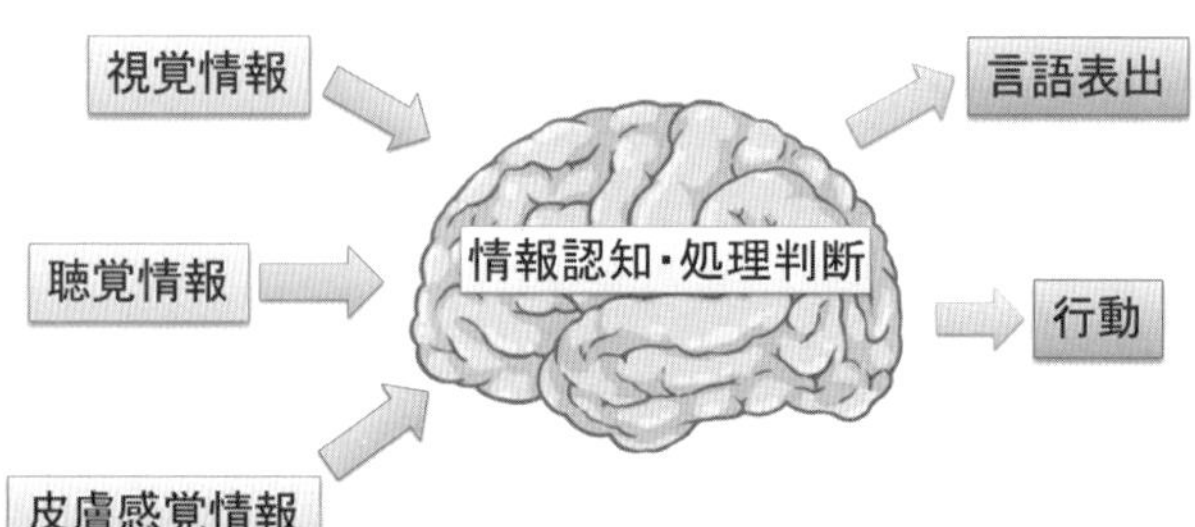

※5　多系統変性症
アルツハイマー病やパーキンソン病と同様に、神経機能が侵される病気のひとつで、寡動・筋強剛などのパーキンソン症状、起立性低血圧や排尿障害などの自律神経症状、および失調（ふらつき）などの小脳症状が起こる。

大脳皮質基底核変性症、進行性核上性まひ、神経原線維型老年期認知症などになります。

タンパク質の種類によって溜まりやすい領域も異なり、その部位で機能障害（神経症状）が起きます。アミロイドβは頭頂側頭葉に、そしてタウ蛋白は側頭葉から海馬辺縁系に溜まりやすいため、アルツハイマー病では記憶や時間・場所の認識によく障害が起こります。


では、なぜ加齢によって、これらのタンパク質が蓄積しやすくなるのでしょうか？これまで、加齢に伴うアルツハイマー病やパーキンソン病と同様の脳内変化を示す、家族性アルツハイマー病や家族性パーキンソン病患者家系などについても、多くの研究が重ねられてきました。

生体内ではいろいろな機能を行うため、常にエネルギーが作られ、タンパク質にはリン酸化などの変化が生じて、細胞のはたらきが維持されます。細胞内のミトコンドリアでは常にエネルギーの産生が行われ、そのたびにタンパク質に傷がつきます。この傷は「酸化ストレス」と呼ばれています。その結果、タンパク質の構造が変化し、タンパク質同士が異常に結合しやすくなります。

異常なタンパク質が生じても、生体には異常を処理するシステム[※6]が備わっています。しかし加齢が進むと、異常が生じる頻度が高くなり、処理する過程にも機能低下が生じるため、異常タンパク質が蓄積しやすくなります。こうして異常タンパク質が溜まると、神経機能障害が生じます。

※6　異常なタンパク質を処理するシステム
①分子シャペロンとよばれるタンパク質による修復。
②分子シャペロンのひとつHsc70とともに細胞内分解器官（リソソーム）で分解する「オートファジー」機能。
③異常タンパク質をユビキチン化し、プロテアソーム（タンパク質分解酵素複合体）で分解する機能などがある。

脳がアルツハイマー病の状態なのに、認知症にならない人がいる

アルツハイマー病の原因は、「アミロイドβ」の蓄積であると考えられています。マウスなどを用いた実験によると、アミロイドβの蓄積具合に応じて神経活動が抑制されることが確認されています。異常にリン酸化されたタウ蛋白でも同様です。

では、人間の脳内に蓄積されたアミロイドβやリン酸化タウ蛋白の量と認知症の程度は、どのような関係があるのでしょうか。

実は、アミロイドβの蓄積量は、必ずしも認知症の程度と相関しないことが、古くから死亡患者の脳の病理解剖で確認されています。タウ蛋白は、アミロイドβに比べれば、相関が認められます。

こうした報告の中に、臨床的には非常に興味深い「ナン・スタディー」という研究があります。シスター・マリーという修道女の、死後の病理標本について調べたものです。生前は自立した日常生活を送り、簡易の知的評価でも正常と示された女性ですが、画像検査や病理検査では非常に進行したアルツハイマー病が確認されていました。つまり、アミロイドβやリン酸化タウ蛋白が沈着しても、認知症にならずに神経機能が維持される人がいることが

病名	溜まるタンパク	溜まる場所	溜まりやすい領域と症状
アルツハイマー病	アミロイドβタンパク	神経間隙（神経の間）	物忘れ・見当識障害・失認（頭頂・側頭葉）
パーキンソン病	αシヌクレイン	神経細胞内	寡動・振戦・自律神経障害（黒質・迷走神経背側核）
大脳皮質基底核変性症	タウ蛋白（4R）	神経細胞内 アストロサイト内	先行・左右差のある筋強剛（大脳皮質・黒質・歯状核）
進行性核上性まひ	タウ蛋白（4R）	神経 細胞内 アストロサイト内	寡動・易転倒性・眼球運動障害（歯状核・赤核・淡蒼球・上丘）
神経原線維型老年期認知症	タウ蛋白（3/4R）	神経細胞内	物忘れ・見当識障害（内側側頭葉）
アルツハイマー病	タウ蛋白（3/4R）	神経細胞内	物忘れ・見当識障害（内側側頭葉）
多系統萎縮症	αシヌクレイン	オリゴデンドログリア内	寡動・振戦・自律神経障害・失調（被殻・下オリーブ核・迷走神経背側核）

わかったのです。

このようなことがなぜ起きるのか、現時点ではそのメカニズムは明らかではありません。神経機能が、非常に複雑な回路が互いに補完しあって維持されていることが理由かもしれません。

脳機能を悪化させる原因

臨床的には、①失神を伴うような頭部外傷、②糖尿病、③中年期の高血圧、④心房細動、⑤脳梗塞、⑥抑うつ・うつ病などが、認知機能に悪影響を及ぼすとされています。
①については、意識障害を伴うような頭部の外傷をくり返すと、認知症のリスクが上がります。アメリカンフットボールやボクシングなど激しいぶつかり合いをするスポーツ選手には、認知機能の低下、精神症状（抑うつ、攻撃性、自殺企図など）やパーキンソン病に似た症状が現れることがあります。MRIなどでは異常が確認できないものの、死後病理ではアルツハイマー病にもみられるリン酸化タウ蛋白の沈着が認められます。
⑤では、通常は認知機能の低下を生じない程度の脳梗塞であっても、すでにアルツハイマー病の病理変化があり、なんとか認知症にならない状態を保っているような方に起きてしまうと、〝急激に〟認知機能が悪化することがあります。
④の「心房細動」では、心臓の心房内にできた血栓（血の塊）から極微小な塞

栓子が脳内に飛散し、ＭＲＩではわからないような小さな脳梗塞が無数に生じます。これらによって、〝神経連絡〟が遮断され、認知機能が低下する可能性があります。

高血圧や糖尿病も含めて、慢性的に生じる「白質虚血性変化（加齢に伴う動脈硬化による変化）」は、神経の連絡障害を生じさせる可能性があります。特に前頭葉白質に起こると、認知機能に影響する可能性があります。

生活スタイルがあなたの脳を護る

前述のシスター・マリーのように、神経系に病理的な変化があるにもかかわらず認知機能が維持されることを「認知予備能」といいます。

認知予備能が高い人の特徴には

①教育歴が長い
②知的職業についていた
③趣味を多く持っている
④精神的に前向きで、何事にも興味を持つ
⑤有酸素運動をしている

などが挙げられます。

フィンランドで行われた臨床研究では、少し物忘れが気になる人々を集めて２

グループに分け、一方には高血圧・糖尿病・心房細動など血管リスクの治療や、ダイエット、運動、知的訓練などを行いました。

2年後に知的能力を測ったところ、記憶能力には差が見られませんでしたが、考える能力や考えるスピードには有意差がありました。運動や知的訓練などの介入を行うことで、日常生活を維持するために最も重要な「考える力」が維持できたのです。認知症にならず、生活の自立を維持するために、有効であったとも考えられます。

このような介入が、物忘れが気になり始めた軽度認知機能障害の人たちよりも、物忘れのない正常な方にとってさらに有効と期待できる、という報告もあります。認知予備能に関する基礎的研究として、豊かな環境で飼育されたラットは、アミロイドβによる神経機能抑制に抵抗できることを明らかにした、興味深い報告もあります。

神経病理変化に抵抗できるひとつのメカニズムとして、生活スタイルが影響を及ぼすことが確認されたといえるでしょう。

〝脳を護る〟ためにあなたが「今できること」

①初老期以降の積極的な社会活動の継続（退職しても社会との関りを継続する）。社会貢献（ボランティアなど）は〝人のためにあらず〟、自分の「ボケ防止」になります。

②知的興味を持ち続け、訓練する（前頭葉機能訓練の勧め）
（例）ボードゲーム（将棋・囲碁・麻雀など）
同時にいくつかの料理をつくる（男性もぜひ参加を）
時刻表・行先の情報を調べ、自分で旅程計画を作って旅行する
植えつけ時期・収穫時期の異なる野菜を、畑で順次育てる
③年を重ねても新たな挑戦をやめない、あきらめない（趣味の開拓）
④豊かな感情を維持する（抑うつ気分を避ける）
いつもニコニコ感謝して家族・隣人と共に生きる
⑤有酸素運動（歩行・ジョギング・ヨガなど）の継続
⑥頭部外傷は極力避ける
⑦生活習慣病の治療を継続する
中年期以降の高血圧・糖尿病・心房細動など血管リスクはしっかり治療

これらの生活スタイルによる介入は、物忘れが気になってからでは遅い可能性があります。「まだまだ先の話」と思っている頃から、心がける必要があります。60才定年で自宅にこもる生活スタイルは、厳に避けるべきです。

脳を護るため神経科学ができること

今後は、脳内に沈着したタンパク質を除去する治療法の開発が期待されていま

す。タンパク質の種類が違っても、沈着するメカニズムはおそらく似たようなもの。アミロイドβについてはすでに、細胞外に蓄積したものに限るが、脳内から除去できることが明らかになっています。細胞内に蓄積するリン酸化タウ蛋白やαシヌクレインなどについても、脳内から除去できる薬剤の開発が待たれます。

また、神経細胞の死滅を抑制した後、神経機能を活発化させ、神経回路を再構築するためには、神経伝達物質の調整薬やリハビリが重要といえます。病態に基づいた治療法の開発が期待されます。

失明の原因第1位、緑内障

医学研究科視覚科学　講師　野崎　実穂

日本の失明原因の第1位は、以前は糖尿病網膜症でしたが、今は「緑内障」。多くの人が潜在的にこの病気を抱えています。予防法も改善させる治療法もまだないので、早期発見により、緑内障の進行を食い止めることが重要です。

よくある病気「緑内障」はなぜ起こる？

緑内障が多くなっている要因のひとつには、高齢化が挙げられます。岐阜県多治見市の住民4千人を対象に行われた、大規模な緑内障の疫学調査（「多治見スタディ」と呼ばれます）では、40歳以上の20人に1人、70歳以上では10人に1人が緑内障を患っていることがわかりました。

また、この調査で初めて緑内障と診断された人は89％にものぼりました。緑内障は、決してめずらしい病気ではないのです。

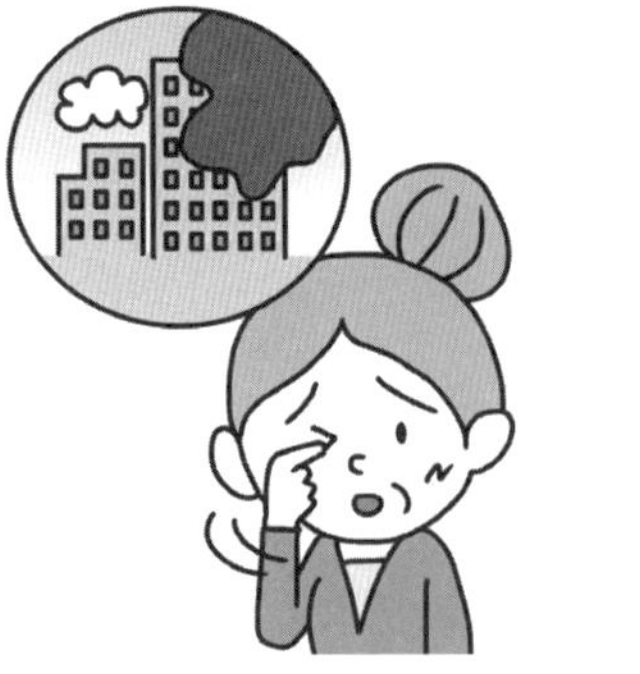

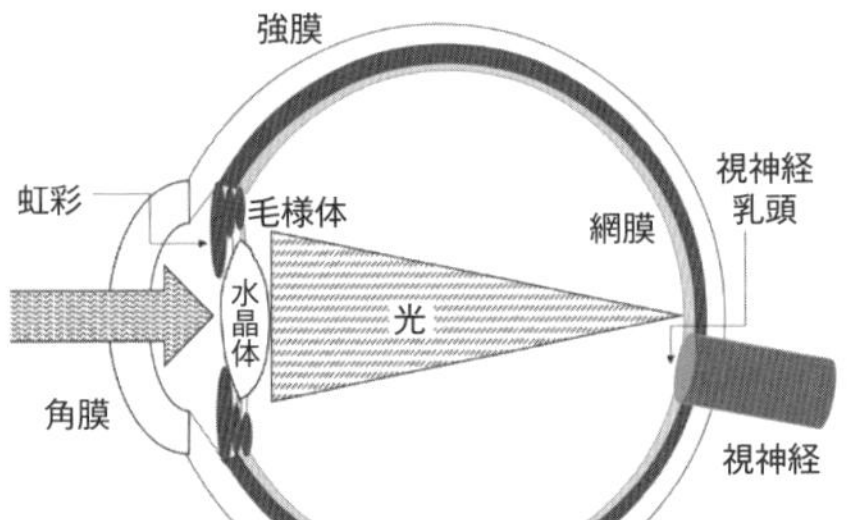

【眼球の構造】
光が角膜と水晶体を通って、網膜に届き、網膜にある神経線維から視神経に情報が伝わり、はじめて「見る」ことができる。

視神経が障害され、視野が欠けていくのが緑内障です。視神経は、網膜の細胞から伸びる約100万本もの神経線維が束になったもので、眼球からの信号を脳に伝え、人間はそれによってはじめてものを「見る」ことができます。

緑内障になる仕組みは、まだすべて解明されていません。原因のひとつに眼圧が高くなることが挙げられます。

眼圧とは眼球の内圧のこと。眼球の中を循環している房水《ぼうすい》のつくられる量と排出される量のバランスが取れていれば、一定の値が保たれます。

房水は、ひとみの後ろにある「毛様体《もうようたい》」という部位でつくられ、角膜と水晶体に栄養を与えています。その後、房水は角膜と虹彩《こうさい》の間にある「隅角《ぐうかく》」という場所に流れていきます。

この隅角が非常に狭くなって、房水が流れ出ることができないタイプの緑内障を「閉塞《へいそく》隅角緑内障」、隅角が狭くなっていないタイプの緑内障を「開放隅角緑内障」と分類します。

房水の排出される量が減るなど、何らかの原因で眼圧が高くなると、視神経の眼球からの出口「視神経乳頭」が圧迫されます。するとやがて、視神経に障害が起き、視野が欠けていきます。

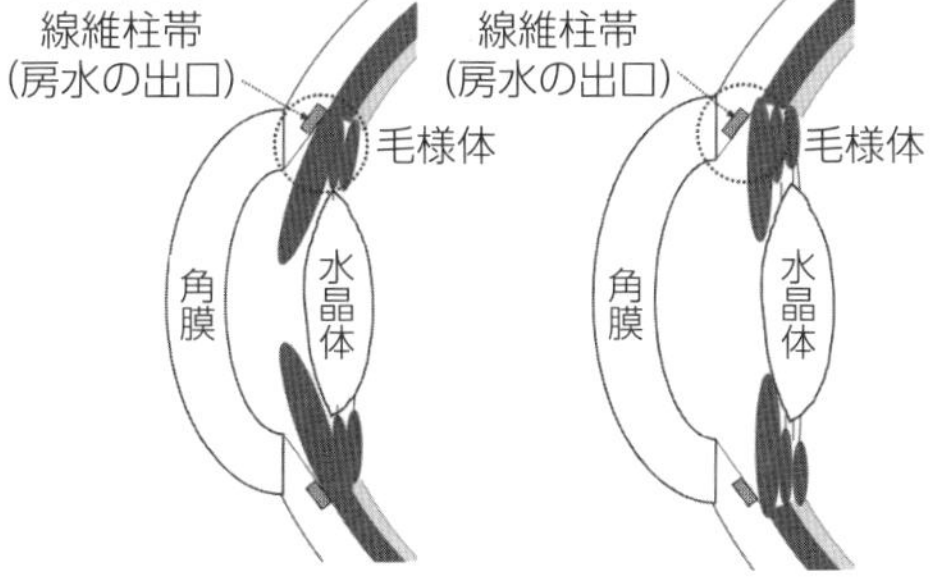

【「閉塞隅角」と「開放隅角」】
閉塞隅角では、房水の出口(点線)は狭くなっているが、開放隅角は、房水の出口の構造に異常がない。

日本人に多い緑内障は？

緑内障にはいくつかの種類がありますが、大きく分けると2つ。眼の炎症や外傷が原因で眼圧が高くなるタイプの「続発緑内障」と、そのような要因がない「原発緑内障」です。生まれつき眼圧が高いお子さんは「発達緑内障」と分類されます。前述の「多治見スタディ」では、約9割が原発緑内障でした。原発緑内障のうち、12％は房水が流れ出ていく隅角の狭い閉塞隅角緑内障、78％が開放隅角緑内障。日本人には「原発開放隅角緑内障」が多いことがわかります。

眼圧が高い、近視が強い、加齢が開放隅角緑内障になるリスクで、遠視、女性、加齢が閉塞隅角緑内障になるリスクと言われています。ただし、近視の強い方は若くても、開放隅角緑内障になりやすいので、要注意です。

眼圧の正常値は、大体10～20mmHgとされ、以前は眼圧が高いと緑内障になると考えられてきました。しかし、多治見スタディはそれまでの考えを覆すもので、原発開放隅角緑内障の中でも、眼圧が高くない緑内障「正常眼圧緑内障」が72％と多いことがわかりました。眼圧が正常範囲よりも高いタイプの原発開放隅角緑内障は、6％に過ぎません。

眼圧が正常範囲内にもかかわらず、なぜ緑内障になるのか、原因はまだわかっ

図表1　日本人の緑内障の内訳

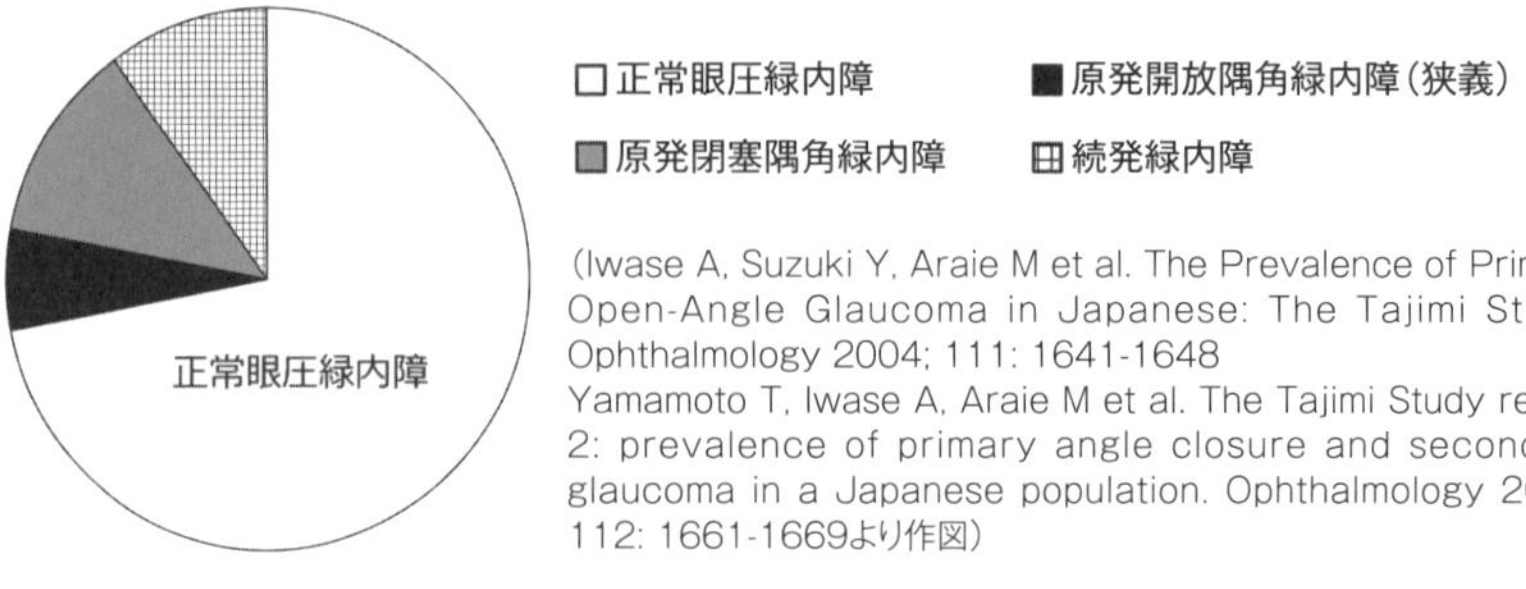

（Iwase A, Suzuki Y, Araie M et al. The Prevalence of Primary Open-Angle Glaucoma in Japanese: The Tajimi Study. Ophthalmology 2004; 111: 1641-1648
Yamamoto T, Iwase A, Araie M et al. The Tajimi Study report 2: prevalence of primary angle closure and secondary glaucoma in a Japanese population. Ophthalmology 2005; 112: 1661-1669より作図）

ていません。正常眼圧緑内障になる患者は、もともと視神経乳頭が弱い、視神経乳頭の血のめぐりが悪い、などの可能性が考えられています。

早期発見がむずかしい緑内障

緑内障は視野が欠けていく病気です。しかし、緑内障がかなり進行するまで、中心部の視野は保たれますから、視力は低下しません。また、ふだんの生活では、わたしたちは両眼で見ていますので、片眼の視野の一部が欠けてきても、自分ではほとんど気づきません。

病院の外来にも「たまたま右眼を閉じてみたら、左眼の内側がモヤッと見にくい感じがした」といって受診される方がいます。このように、緑内障はかなり進行するまで自覚症状が出にくく、早期発見しにくい病気なのです。

【「片眼を閉じてみる」だけでも、目の病気の早期発見につながる】
わたしたちは、普段は両眼で見ているため、片眼の見え方が悪くなっていても、なかなか気づかない。片眼を閉じてみて、視野が欠けていることに気づいて、緑内障と診断される場合もあれば、片眼を閉じてみて、ものがゆがんで見えることに気づき、加齢黄斑変性や網膜静脈閉塞症、網膜前膜といった網膜の病気がわかる場合もよくある。

ただし、「急性緑内障発作」では、はっきりとした症状が現れます。房水が流れ出る隅角がふさがり、急激に眼圧が50～60mmHgと非常に高くなるものです。ここまで眼圧が高くなると、眼の痛みだけではなく、頭痛や吐き気、かすんで見える、虹がかかったように見える、目が赤くなる、といった症状が出ます。

この発作は、もともと隅角が狭い人が暗い場所で作業をしたり、うつむいたり、かぜ薬を飲んだときなどに起きます。

眼圧がこのように高いまま放置していると、失明する危険があります。自覚症状がはっきりしているため、放置せずに眼科を受診し、適切な処置を受ける必要があります。

また、隅角が狭い人は、急性緑内障発作が起きやすいため、隅角を広げる処置（レーザー手術や白内障手術）を行っておけば、発作を予防することができます。

緑内障を見つけるには、眼科検診が重要

緑内障は、初期には自覚症状がほとんどありません。眼科検診が大切です。人間ドックで「視神経乳頭陥凹《かんおう》拡大」「神経線維層欠損」という言葉を聞いたことはありませんか？　どちらも緑内障を疑う所見です。

緑内障の患者は、視神経乳頭の神経線維が少しずつ減るため、視神経乳頭のくぼみ（陥凹）が大きくなっていきます。このくぼみや、局所的に神経線維が極端に減った部分は、眼底検査で見つけることができます。

眼底検査で緑内障が疑われる場合は、次に視野検査が行われます。

視野とは、片眼で眼を動かさずに一点を見つめて、見える範囲のことです。視野計を片眼でのぞき、中心を見つめて、どこかにかすかな光が見えたらボタンを押す、という検査で判定します。見えないところは黒く表示され、緑内障かどうかの判定ができます。見えない部分の程度で、緑内障の進行度合いを診ることもできます。

【正常の視神経乳頭と緑内障の視神経乳頭】
緑内障では乳頭陥凹（点線矢印）の部位が拡大している。

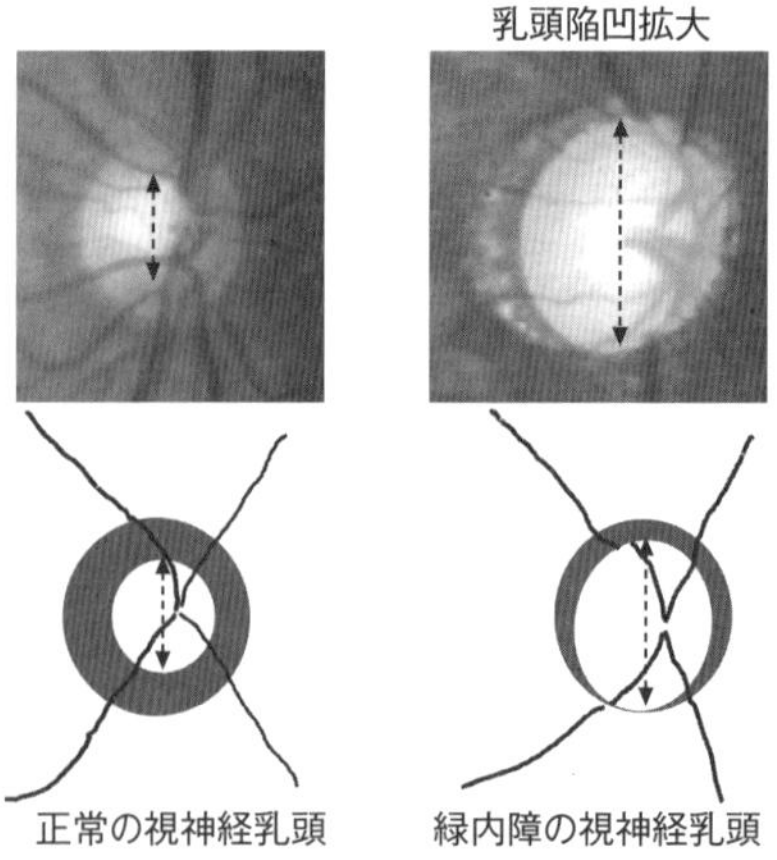

補助的に、「光干渉断層撮影（ＯＣＴ）」も行われます。ＯＣＴは網膜の断層を撮影する機械で、最近の技術の進歩により、非常に解像度の高い画像が得られるようになりました。視神経乳頭のまわりの神経線維の厚みを測定し、正常データと比較して異常な部位を検出できるため、緑内障の診断を助けてくれます。

さらに、隅角が開放か、閉塞か、眼圧が正常か高いか、他に眼圧が上がるような眼の疾患がないかなどを診察し、最終的にどのようなタイプの緑内障かを診断します。

緑内障の治療は？

残念ながら、緑内障で障害の起こった神経線維を元に戻す治療法は、まだありません。しかし、眼圧を下げれば、神経線維が障害されるのを食い止めることができ、視野が欠けるのを止めることが可能です。

正常眼圧緑内障の患者を、何も治療しないグループと、何らかの方法でさらに眼圧を下げたグループに分け、その後を比較した報告があります。何も治療しなかった患者は、徐々に視野障害が進行していった一方、眼圧を下げた患者はある程度視野を維持できました。緑内障の進行を止めるためには、眼圧が正常であっても、さらに眼圧を下げることがとても大切です。

眼圧を下げる方法には、点眼薬、レーザー治療、手術の3種類があります。

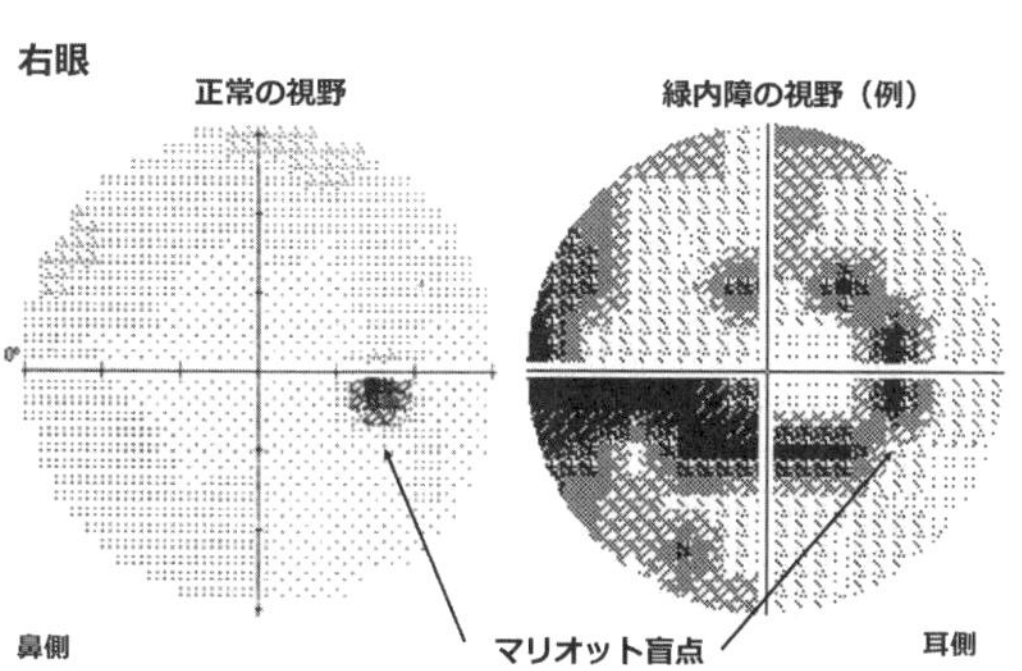

【正常の視野と緑内障の視野（例）】
右眼の中心の視野検査結果。見えない箇所は黒く表示される。正常の視野では、1ヶ所マリオット盲点という自覚しない暗点が検出されるが(矢印)、緑内障では、マリオット盲点(矢印)からつながる見えない部分(緑内障による暗点)が鼻側に向かって広がっている。

①点眼治療

開放隅角緑内障の場合は、まず点眼治療から始めます。緑内障に対する点眼薬は、房水をつくる量を減らすタイプと、房水が排出されやすくなるタイプに大きく分けられます。

最初は1日1回の薬から治療を開始しますが、眼圧が十分下がらない、あるいは視野障害が進行する、という場合には、点眼薬を変更するか、別の点眼薬を追加します。

点眼と点眼の間は5分間あけることが必要です。たて続けに点眼してしまうと、最初にさした点眼薬が洗い流されてしまうからです。毎日の生活で、5分間あけず立て続けに点眼して、効果が不十分になってしまうケースも少なくありません。そこで最近は、2種類のお薬があらかじめひとつの容器に入った「合剤《ごうざい》」も登場しています。

眼圧が下がっても、見えやすくなるわけではないので、患者さんの中には、毎日の点眼をおろそかにしてしまう場合もあります。このような患者さんは、視野が欠けていく割合が多いことも明らかになっています。

緑内障と診断され、眼圧を下げる点眼薬を処方された場合は、忘れずに毎日点眼を続けましょう。

【緑内障の点眼薬】

眼圧を下げる効果が最も高く、1日1回の点眼でよいプロスタグランジン関連薬が、現在最もよく用いられている。

房水が排出されやすくなるタイプの薬剤で、全身への副作用もないのが利点だが、点眼した後に洗顔しないと、まぶたが黒ずむ場合がある。それ以外にも、まつげが増える、上まぶたがへこむ、といった整容に影響する副作用がある。

【点眼のポイント】

下まぶたをひき、1滴たらします。下まぶたの内側に入れば1滴で十分です。このとき、点眼びんの先端が、まつげやまぶたに触れないように注意が必要です。

点眼したあと、まばたきをすると、点眼した薬剤が涙とともに出て行ってしまうため、点眼した後は、2-3分間目を静かに閉じてください。

別の点眼薬を続けてさす場合は、5分間以上あけてください。

②レーザー治療

点眼治療でも眼圧が十分下がらない場合には、レーザー治療をする場合があります。レーザー治療は主に3種類に分けられます。

ひとつは「毛様体レーザー」で、房水をつくる毛様体の細胞を壊すものです。眼圧は下がりますが、どの程度下がるかは個人差があります。また細胞を壊しすぎると、眼圧が極端に低くなり、眼球が萎縮して眼の機能を失う「眼球癆《ろう》」になる場合がまれにあります。

「線維柱帯形成術」は、房水が流れ出る部位にレーザー光線を当て、組織を作り直し、房水を流れやすくするものです。この治療も、効果には個人差があります。

「レーザー虹彩切開術」は、急性緑内障発作を予防する目的で、閉塞隅角緑内障にのみ行うものです。虹彩に1カ所穴をあけて、房水がつまらないようにしておくもので、開放隅角緑内障には行いません。

③手術

レーザー治療でも眼圧が下がらない場合や、認知症などで点眼を続けることが難しい場合には、手術を行います。手術は大きく分けて、房水が流れ出る部位を切り開くタイプ（流出路再建術）と、房水が新たに結膜（眼球の白目の部分）の下に漏れ出ていく道をつくるタイプ（ろ過手術）に分けられます。

眼圧を下げる効果が最も高いのは、ろ過手術。それでも眼圧が下がらない場合、最近では「緑内障チューブシャント」という、房水を眼の外に導く装置を埋めこ

【閉塞隅角緑内障に対して レーザー虹彩切開を行う前と後】

レーザーを行う前は、角膜と虹彩の距離が非常に近くなっているが（点線）、レーザーで虹彩に穴をあけると、角膜と虹彩の距離が離れる（点線）。このようにレーザー虹彩切開をしておけば、急性緑内障発作を予防できる。

レーザー虹彩切開前

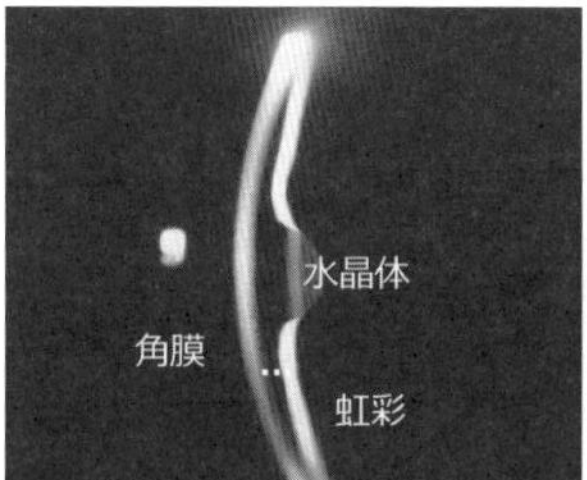

レーザー虹彩切開後

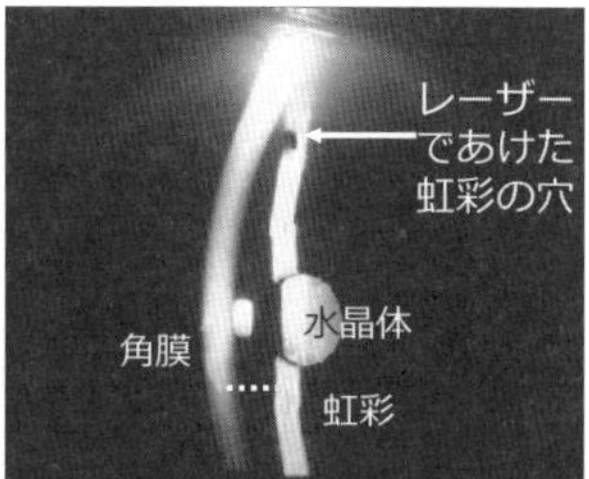

む手術も行われています。

緑内障の手術は、あくまで眼圧を下げるのが目的で、どの手術を選択しても見やすくなることはありません。逆に白内障が進行する、乱視が強くなるなど、見にくくなる場合もあります。

最近は、「低侵襲緑内障手術」とよばれる、眼球に大きな傷をつくらず、白内障手術と同時に眼圧を下げるタイプの術式も登場しています。眼圧を極端に下げる効果はありませんが、緑内障治療の点眼本数を減らすといった効果が期待できます。白内障手術を一緒に行うため、視力の改善も期待できます。

緑内障で治療中の患者さんが白内障手術を受ける際には、緑内障の程度にもよりますが、低侵襲緑内障手術を同時に考えてもいいかもしれません。

緑内障にならないためには？

緑内障の予防法は、残念ながらありません。誰でも年齢は重ねるからです。日本をはじめとするアジアの国々では、近視が非常に増えており、緑内障になるリスクも高いといえます。緑内障は、現在の治療法では改善することはありませんので、早期発見、早期治療がとても大切です。

40歳を過ぎたら、症状がなくても眼科を受診し、緑内障をはじめとする病気がないか、チェックしてもらうことをお勧めします。

【前視野緑内障】
視野検査では異常がない場合でも、OCTでは緑内障の初期変化（神経細胞の減少）を認めることがあり、最近では「前視野緑内障」と呼ばれている。基本的には無治療で経過観察となるが、血縁者に緑内障の方がいる場合や、眼圧が高い場合などは、視野に異常がなくても、点眼治療を開始することがある。主治医とよく相談しましょう。

高齢者のめまい・ふらつきとその対策

医学研究科耳鼻咽喉・頭頸部外科学　教授　岩﨑　真一

高齢者に多いめまいやふらつき。転倒につながれば、骨折から寝たきりになってしまうこともあります。めまいやふらつきを感じたら、早めの受診とトレーニングが重要です。

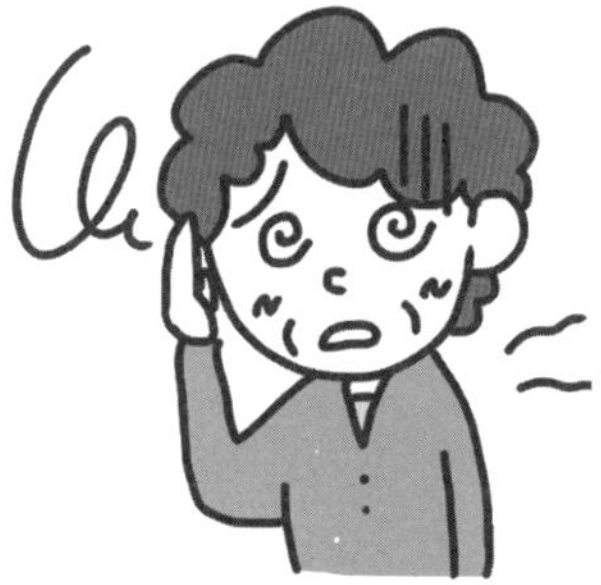

高齢者に多くみられるめまい

２０１６年の国民基礎健康調査では、65歳以上の高齢者１００人につき約７人に、何らかのめまいやふらつきの症状があると報告されています。

めまいやふらつきがある人は、転倒のリスクが約3倍になることがわかっています。転倒やそれに伴う骨折は、高齢者が要介護となる主な原因のひとつ。高齢者のめまい・ふらつきの原因を理解し、適切な対策を立てることは、医療上、極めて重要な課題といえるでしょう。

「内耳」の役割

めまいの原因は、脳出血や脳梗塞などの脳血管障害や、血圧の異常、筋力低下をはじめとする運動器の障害などさまざまですが、最も多いのは耳からくるものです。

耳の奥にある「内耳」のうち、カタツムリのような形の「蝸牛《かぎゅう》」は、音を感じる役割を果たしますが、「三半規管」と「耳石器」は、身体のバランスを調節する器官です。三半規管は頭の動きを感じ取り、眼の動きや身体のバランスを調節します。耳石器は重力や直線的な動きを感じ取ります。

たとえばスケート選手が氷の上でクルクルと回るときには、三半規管が回転を感じ取り、足の筋肉に情報を伝えて、身体のバランスを保ちます。エレベーターやブランコなどで上下に動いたときの「ふわっ」とする感じは、耳石器が感じ取り、脳に伝えることによって生じます。三半規管や耳石器自体の存在を感じることはほとんどありませんが、その機能に障害が起き、めまいやふらつきが生じると、それらの役割が大事なことがわかります。

三半規管や耳石器の機能も、耳が遠くなるのと同様に、加齢によって低下します。

これまでの研究から、三半規管や耳石器の感覚細胞である有毛細胞の数が、20

図表1　耳の構造。三半規管と耳石器が身体のバランスをとる役割をもつ

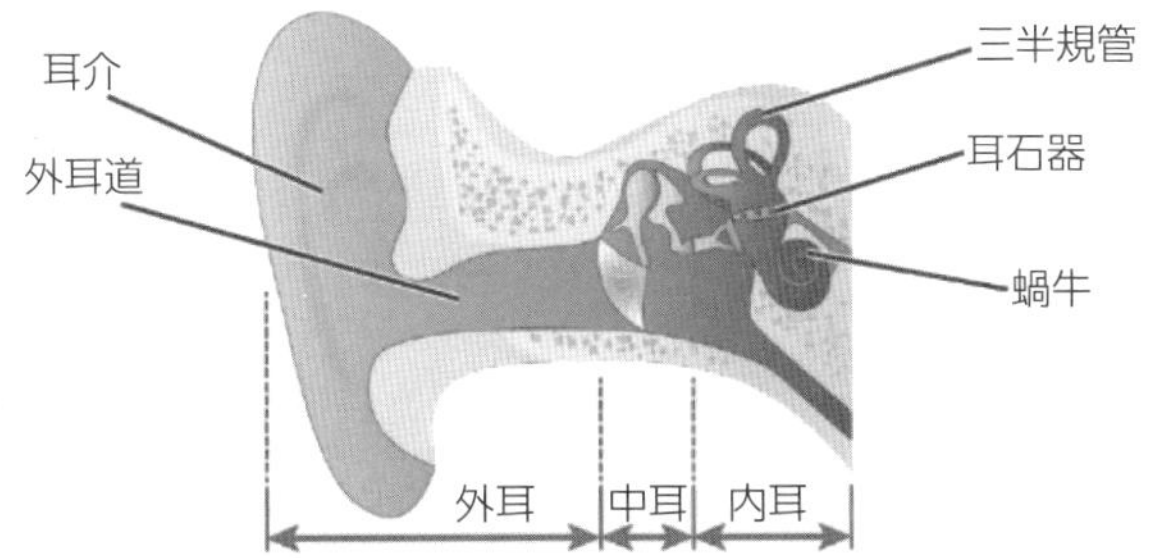

歳を過ぎる頃から徐々に減り、70代では若い人の約3分の2程度まで減少するとわかっています。三半規管や耳石器の機能は、20代の頃の半分程度にまで落ち込みます。

めまいの種類

高齢者に特に多いのが、耳からくる「良性発作性頭位めまい症（ＢＢＰＶ）」という病気です。「メニエール病」や「前庭神経炎」なども高齢者に多く見られます。近年では「慢性めまい」という病気も注目されています。

(1) BBPV

ＢＢＰＶの特徴は、頭を動かすたびに、ぐるぐる回る、回転性のめまいが生じること。じっとしていれば通常数十秒以内でおさまりますが、再び頭を動かすと、めまいが始まります。

前述の耳石器は、膜の上に小さな石「耳石」がたくさん載ったような構造ですが、この耳石は加齢とともにはがれやすくなります。はがれた耳石が半規管の中に迷い込むと、この病気が生じます。

頭を動かすと迷い込んだ石が転がり、半規管が刺激されて目がまわるのです。石が半規管の低いところに落ち、動かなくなるとめまいがおさまりますが、頭を動かすとまた、石が動きます（図表2）。

図表2　BBPVでは、半規管に迷い込んだ耳石が、頭を動かす度に移動することで、めまいをくり返す

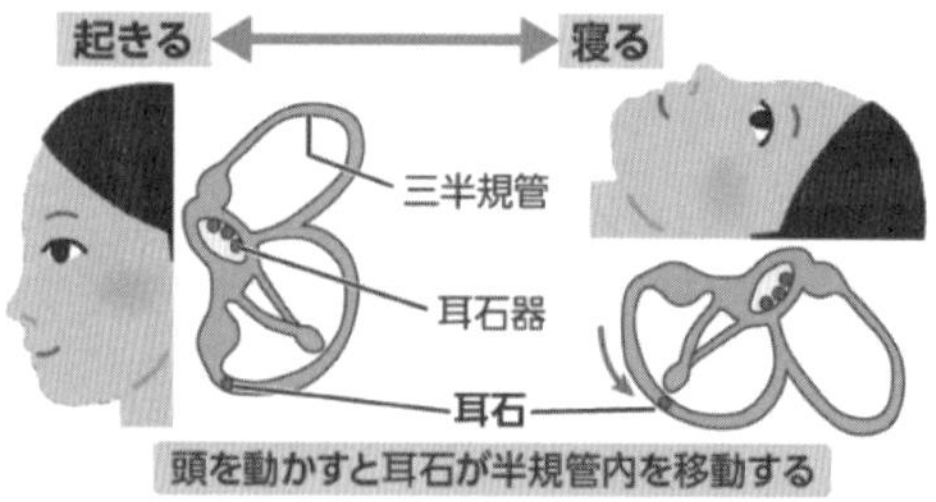

この病気によるめまいは、自ら頭をよく動かすことで、自然によくなることもありますが、治らない場合は耳鼻咽喉科の専門医を受診してください。

めまいが起こっている最中の患者の眼をよく観察すると、「眼振」という激しい眼のゆれが生じています。専門医であれば、眼振の向きをよく観察することによって、どの半規管に耳石が入り込んだかわかりますので、頭をその半規管と平行にゆっくりと回転させることで治療できます。

いちばんよくないのは、めまいを恐れてじっと動かないことです。頭を動かさなければ、この病気はいつまでたっても治りません。

(2) メニエール病

メニエール病も、ぐるぐる回る回転性のめまいをくり返しますが、片耳の難聴と耳鳴りを伴うのが特徴です。メニエール病のめまいは、BBPVとは異なり、頭の動きとは無関係に、じっとしていても、通常20分から24時間程度続きます。めまいの頻度はさまざまで、ほぼ毎日起こる人から数年に1回しか起こらない人もいます。

メニエール病の原因は内耳のむくみで、治療では、食事の塩分を減らしたり、利尿剤を内服したりすることによって、むくみを取ります。

この病気は精神的ストレスの溜まる生活をしている人に多く、ストレスを避けたり、気分転換をしたりして、症状が軽くなることもあります。

（3）前庭神経炎

前庭神経炎とは、激しくぐるぐる回るめまいと吐き気が、数日にわたって続く病気です。難聴などの耳の症状はありません。

風邪をひいたときなどに起こりやすく、ウイルスが三半規管や耳石をつかさどる前庭神経の炎症を起こすことが原因と考えられています。通常の場合、入院による点滴での治療が必要です。

（4）慢性めまい

3カ月以上にわたって、ほぼ毎日「ふわふわ」「クラクラ」する感じが続くのが慢性めまい。

多くの場合、急性の回転性のめまいに不安やストレスが重なり、悪循環に陥ることで始まります。めまいが起こるのが不安で動かずにいると、少し動くだけでもめまいを強く感じるようになってしまうのです。

この病気の治療には、「前庭リハビリテーション」という自分で身体をよく動かす運動や、専門医による心理療法が有効とされます。

加齢で身体のバランス機能が衰える

身体のバランスは、内耳の三半規管と耳石器から入ってくる情報のほか、眼からの情報や、足の裏からの知覚情報が脳で組み合わされ、足や体幹の筋肉に伝わることで保たれます（図表3）。ところがこの知覚機能は、加齢とともに徐々に低下していきます。

視力が衰えるのは皆さんご存じかと思いますが、体性感覚（皮膚感覚や内臓など身体の奥の感覚）も、加齢とともに徐々に低下します。手や足の振動を感じ取る能力（振動覚）のうち、特に足で著しい低下が起こり、高齢者のバランス障害の原因となります。身体を支える筋肉や、バランスに関する情報を処理する脳の機能も、加齢とともに低下します。

こうしてさまざまな要素が衰え、身体のバランスがうまくとれなくなります。「重心動揺計」という装置で身体のバランス機能を計測すると、男女とも55歳を超える頃から、直立したときの身体の揺れの大きさと速さが増すことが報告されています。

このような高齢者のバランス障害を、近年、「加齢性平衡障害」と呼ぶようになりました。①高齢者でゆっくりと障害が進行する、②バランスの障害に左右差がない、③服用している薬の影響によらない、④他の病気にかかっていない場合、この障害だと診断されます。

バランス機能が衰えると、転びやすくなる

バランス障害は歩行にも影響します。高齢者の歩き方には、歩幅が短くなる、横揺れが増える、足が引き上げにくくなる、腕の振りが減る、などの変化が見ら

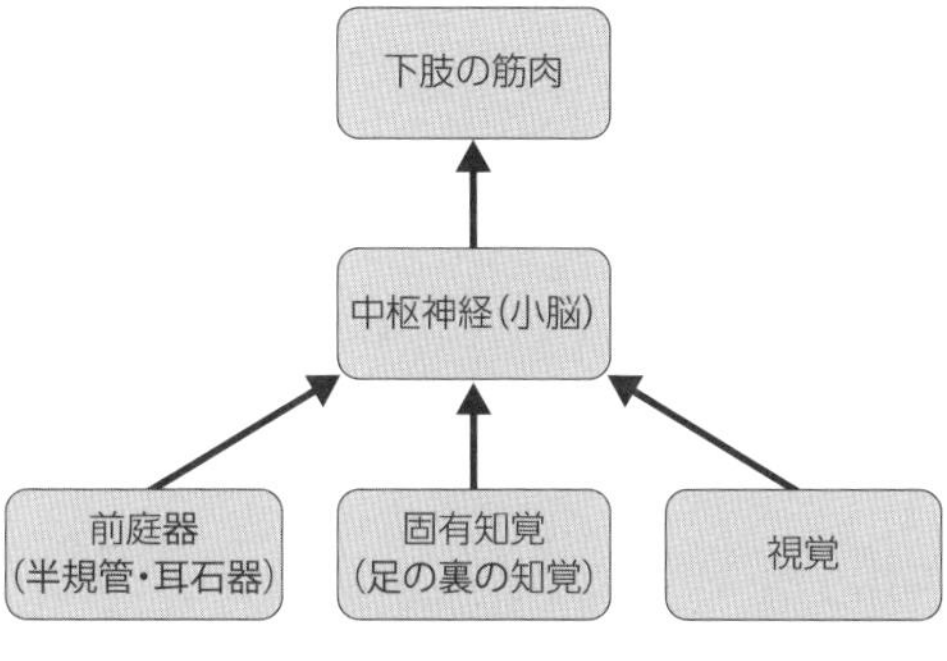

図表3
身体のバランスを維持するメカニズム
内耳の前庭、足の裏の固有知覚および視覚から入ってくる3つの情報を、中枢神経系で処理し、足の筋肉への出力を調整することによって、身体のバランスを維持する

れます。最も顕著なのは、歩く速度の低下です。

近年、歩く速さは、高齢者の健康の指標のひとつとされています。健常者の場合、歩く速度は65歳以降ゆっくりと直線的に低下し、男性は80歳以降、女性は75歳以降で、日常生活に不自由を感じるようになるといわれています。

歩行速度を調べるには、普段の歩く速さと、できるだけ速く歩いたときの速さを計測します。いつもの速さで5ｍまたは10ｍの距離を歩いた速度を測定したのが「通常歩行速度」、同じ距離をできるだけ速く歩いたのが「最大歩行速度」です。日常生活で必要とされる歩行速度は、秒速1・22ｍとされており、秒速0・88ｍ以下になると、筋力や身体能力が低下した「サルコペニア」が疑われます。

1ｍ歩くのに1秒以上かかりはじめたら、歩行の老化がかなり進んでいる、といえるでしょう。

正常な歩行のためには、歩行の開始や歩行のリズムをつかさどる中枢神経系のほか、バランス機能、姿勢反射、感覚入力、筋骨格系、運動制御機能、心肺機能といった様々な機能が正常に働く必要があります。どれかひとつでも低下すれば、うまく歩くことができません。

高齢者の歩行障害は一様ではなく、どこに障害が起こるかによって異なります。たとえば、感覚や内耳の障害で起こる歩行障害では、足元を不安定に感じ、暗いところで悪化します。視力の障害による歩行障害では、平らでない地面でふらつきやすく、血管性脳症による歩行障害だと、歩幅が小刻みになり、足が少し開き気味な歩き方になります。

転倒の約5割は、歩行中に発生します。なぜ転ぶのかを調べた研究によると、筋力の低下で4・4倍、もともと転びやすい人は3倍、歩行障害とバランス障害では2・9倍、普通の人より転びやすくなります。

また、転倒の経験がある高齢者は、そうでない高齢者に比べて、歩く速度が遅く、歩行リズムの変化が大きいことが知られています。歩行のリズムと転びやすさには、強い関連があります。

ほかにも、股関節や足関節の曲がる機能の低下や、視覚の乱れの増加など、さまざまな機能の衰えが、転びやすさの原因となります。

バランス障害への対策

加齢そのものを根本的に治療するには再牛医療ですが、それが実現するのはまだ先のこと。現実的な対応としては、個人ごとにめまいなどの主な原因を調べ、それに応じて薬を飲んだり、リハビリ、トレーニングをしたりということになります。

(1) 前庭リハビリテーション

内耳の前庭の障害がバランス障害の主な原因であれば、これを中心に行います。頭部や眼球を何度もすばやく動かしてめまい感やふらつきを改善させたり、めまいが起こる動作をあえてくり返し行うことで、慣れを起こさせ、めまい感を減らしたりするものです（図表4）。

頭部や頸部《けい》を動かしたり、目を閉じて不安定な場所を歩くことで、視覚や体性感覚を変化させる方法もあります。

(2) 足への刺激

足の知覚障害が主な原因の場合は、青竹踏みやゴルフボールなどで足底を刺激することで、足の裏の知覚をくり返し刺激するのが有効です。

(3) 筋力トレーニング

筋力低下が主な原因の場合は、スクワットなど足の筋力を強化するトレーニングが有効。単に散歩をするだけでも、効果があります。

関節痛のある高齢者には、プール内での歩行や加圧トレーニングが、関節への負荷が比較的少なく、おすすめです。

図表4　前庭リハビリテーションの様子

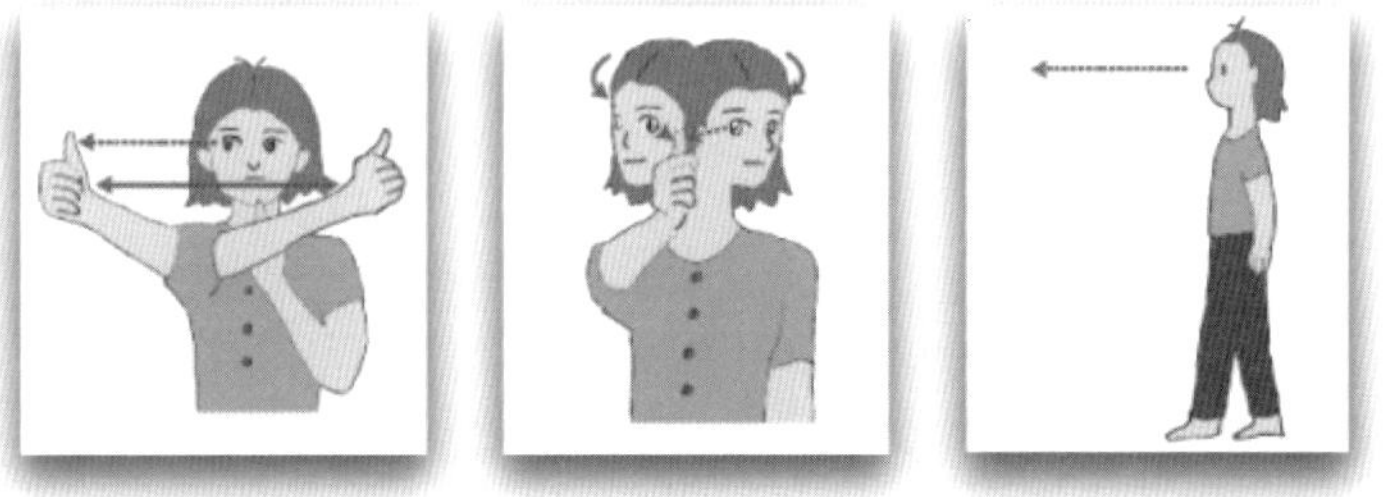

1. 左右キョロキョロ
指を左右に動かし、
目だけでゆっくり
追いかけます。
20秒続けます。

2. 左右首振り
指先を見ながら、
頭を左右にテンポ
よく回します。
20秒続けます。

3. つぎ足バランス
目線を前に向けたまま、
つま先とかかとを
つけて、右足前と
左足前を20秒続けます。

コラム
Column 2

画家と長寿の関係性から見えるもの

大学事務局 三宅 正嗣

日本は現在、「人生100年時代」を迎えています。年を重ねても、いきいきと誇りを持って元気に働く人の姿には、誰もが憧れるところでしょう。よく言われることですが、やはり、仕事と寿命の間には何らかの関係性があると思います。職業“病”ならぬ職業“寿命”的な視点であり、そこには興味深いものがあります。

一般的な職業からは少しかけ離れますが、画家には昔から長寿の人が多い、という話を聞きます。有名な画家でいうと、葛飾北斎や横山大観は89歳、ピカソは91歳、シャガールは98歳まで生きました。

画家の長寿の要因として、専門家は、心の状態や生活スタイルなどを挙げたりします。「画家は絵を描くとき、時々後ろに下がって全体を確認する。前歩きと後ろ歩きをくり返すことが、脳や身体によいのでは」という意見を耳にしたこともあります。学術的な真理の追究は専門家に委ねますが、私はやはり、絵を描く行為のどこかに、“生きるエネルギー”をつくる力があると信じてやみません。

レオナルド・ダ・ヴィンチが残した言葉に、「Art is never finished, only abandoned.」（芸術には決して完成ということはない。途中で見切りをつけたものがあるだけだ）というものがあります。ひょっとして、どこまで行っても満たされることのない、渇望感のようなものが、画家の長寿の秘訣になっているのかもしれません。

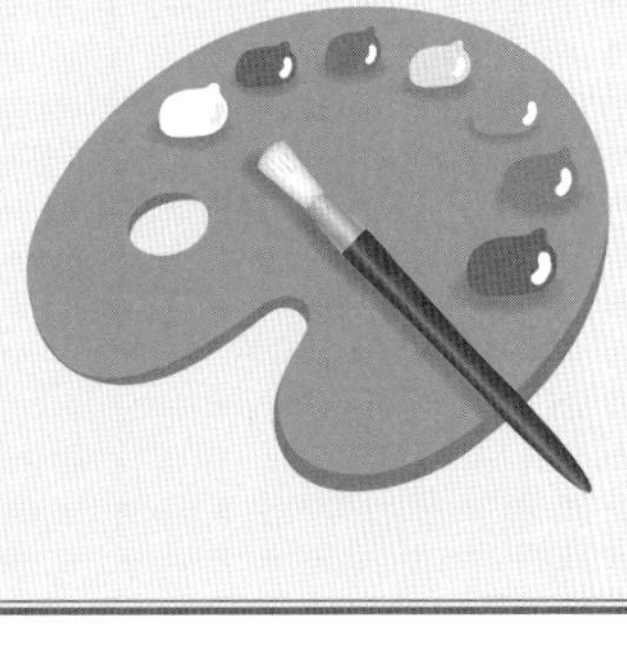

100歳まで生きるうえで、医療の視点から考えていくことは大変重要ですが、一方で、社会や歴史などの中に隠れているヒントを自分で探し出し、行動に移していくことも、意義のあることだと感じています。

からだの健康づくり ―運動のヒント―

看護学研究科高齢者看護学　准教授　原沢　優子

健康長寿をめざすには、「筋力の維持」が大切です。筋肉量を維持するために、適度な強度の運動を行い、必要な栄養素を摂りましょう。

筋肉量は今からでも増える！

「もう運動なんてしていないから、今さら筋肉を増やすなんて無理だよ」。そんなふうに、最初からあきらめていませんか？

高齢期でも、適度な強度の筋肉トレーニングを行い、筋肉を増やす栄養素を摂ると、筋肉量が増えることがわかってきました。健康長寿をめざす高齢者にとって、うれしい研究結果です。

筋力が低下するのは、筋肉量が減少するから。筋肉量が減ると動くことがつらくなり、活動量が減ります。するとさらに筋肉量が減るという、「筋力低下の負

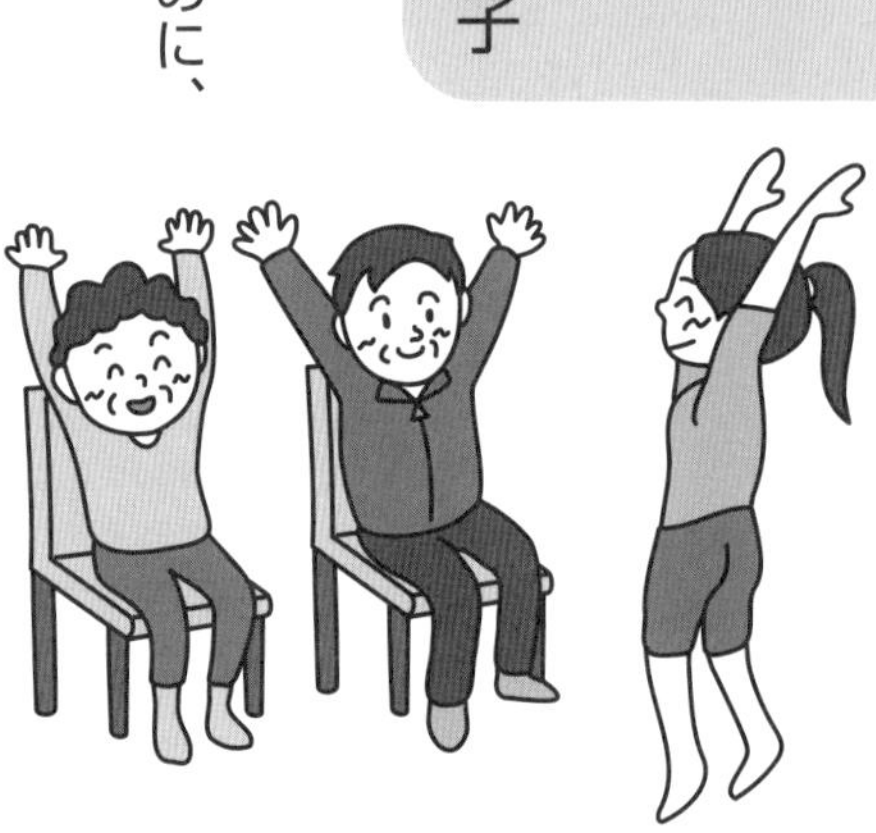

のスパイラル」（図表1）に陥ってしまいます。

ならば、筋肉量を増やすのです。動くのが楽になれば、また活動したくなる―「健康長寿へのスパイラル」（図表2）に変わります。

あまり知られていませんが、筋肉の増加は免疫機能にも効果があります。筋肉はからだの姿勢をよい状態に保つことを助け、姿の若々しさや飲み込む力を維持してくれます。高齢者に多い、脱水の予防にも役立ちます。

いかがでしょうか？　皆さんにも筋肉の魅力が伝わったと思います。

「筋肉トレーニングなんて私には無理！　やったことないもの」という方も、この先の人生、要介護にならずに過ごしたいですよね？

「筋肉トレーニングならすぐにやれそうだなぁ！」という方も、トレーニングは正しく行わないと、関節を傷めかねません。正しい知識を身につけ、適切な強度の運動と必要な栄養素の摂取を今日から始めてみましょう。

自分の筋肉量を知ろう

ご自分の筋肉量をご存じでしょうか？

近年は健康志向の高まりから、「体組成計」という家電製品が販売されています。からだの筋肉や脂肪量、骨量などを計算する機器です。体重計と同じように裸足になって両足底から測るものと、両手両足で測るタイプとがあります。

図表1　筋力低下の負のスパイラル

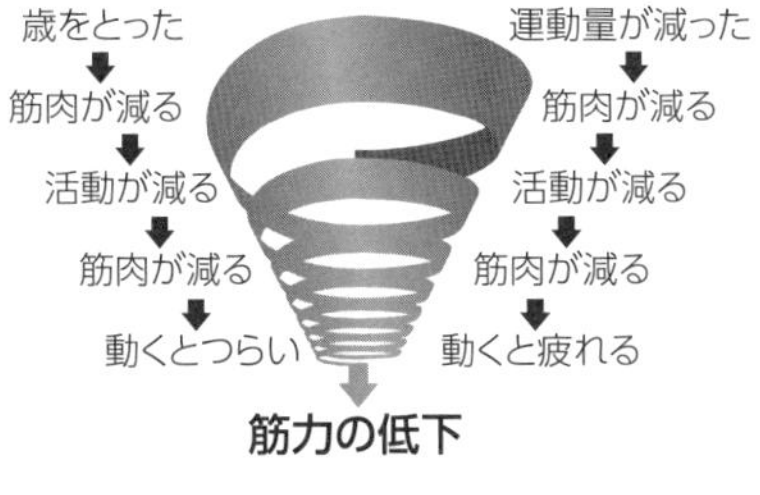

図表2　健康長寿へのスパイラル

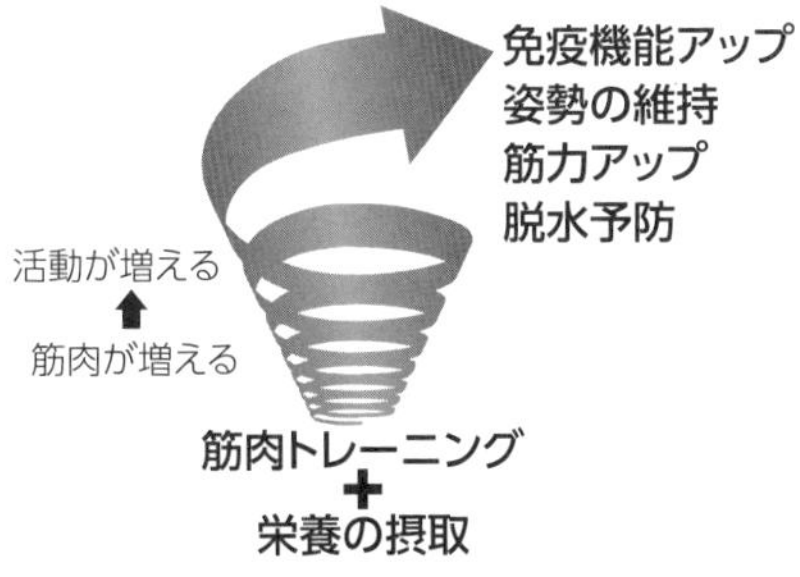

免疫機能アップ
姿勢の維持
筋力アップ
脱水予防
活動が増える
筋肉が増える
筋肉トレーニング
＋
栄養の摂取

このような計測機器で、日々のからだの状態を簡単に知ることができます。体脂肪率だけが表示される機器の場合は、ＦＦＭＩ値（除脂肪質量指数）を計算し、目安にします。

ＦＦＭＩ値＝体重－（１－体脂肪率）÷身長（ｍ）÷身長（ｍ）で計算できますが、身長、体重、体脂肪率を打ち込むだけで自動計算してくれるウェブサイトもあります。60歳代の男性平均値は18〜19、女性の平均値は15です。

器具を使わずに筋肉量の目安を知る「指輪っかテスト」（図表3）という方法もあります。両手の親指と人差し指で輪をつくり、自分のふくらはぎの一番太い部分を輪っかで囲います。ズボンや靴下など衣類のない状態で、直接囲ってください。指の輪っかとふくらはぎの間にすきまができる人は、筋肉量が少ない可能性があります。筋肉量が少なく、筋力低下がある状態を「サルコペニア」といい、進行すると要介護となるリスクが高いといわれています。

ほかに、体重と身長からおおよその体格評価を行う方法として、ＢＭＩ値があります。

食事制限により体重が減ると、脂肪よりも先に筋肉が減るといわれています。60歳を過ぎたらＢＭＩ値は20以上が目標。体重を落とさないことが筋肉量の維持につながります。

ＢＭＩの計算式は次のとおりで、こちらも自動計算をしてくれるウェブサイト

図表3　指輪っかテスト

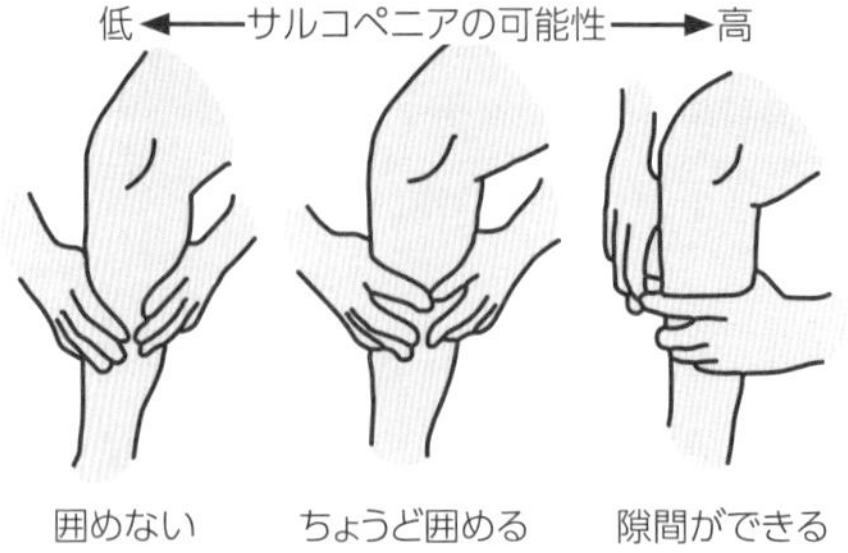

があります。
ＢＭＩ値＝体重（kg）÷身長（m）÷身長（m）

年齢とともに筋肉量は低下する

普通に暮らしているだけでは、筋肉量は年齢とともに低下します。女性は40代、男性は50代から、自覚できるほどの筋力低下がはじまります。女性より男性の方がもとの筋肉量は多いのですが、筋力低下のカーブは女性の方がゆるやかです。

からだの部位で見ると、腕より下肢（太もも、ふくらはぎなど）の方が、筋肉量の低下が大きくなります。ほかにお尻や背中も、加齢により筋肉が減少していきます。足腰が弱くなったと自覚するのはこの影響です。

筋肉の役割

筋肉には、次の6つの役割があるといわれています。

●からだを動かす（活動する）
●重力に対抗して姿勢を維持する
●体内で熱をつくる
●外からの力学的ストレスから内臓と関節を守る

図表4　年齢別に変化する全身の筋肉量

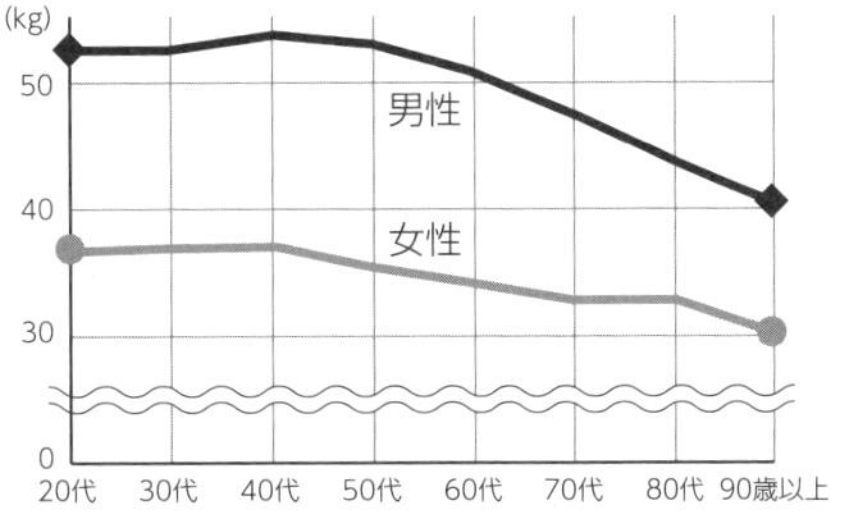

図表5　上肢と下肢の筋肉量

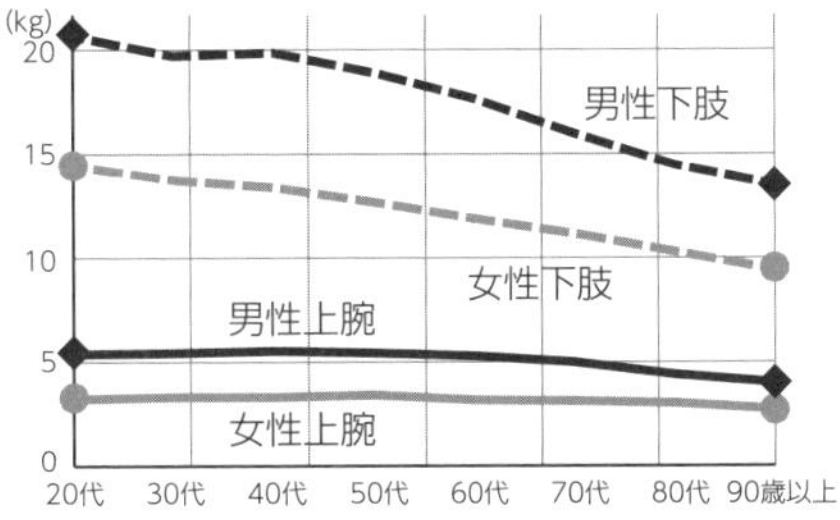

（図表4·5　谷本芳美ほか「日本人筋肉量の加齢による特徴」（日本老年医学会雑誌2010）より作図）

●からだに水分を保つ

●身体の機能を保つ内分泌がある

最もイメージしやすい役割は「からだを動かす」ことだと思います。動くだけでなく、関節の動きを正しく保ち、骨の摩耗《まもう》も防いでいます。筋肉がしっかり機能していれば、動いても関節の痛みは生じにくいのです。

重力に対抗して重たい脳を支えているのは「抗重力筋」です。抗重力筋とは、太もも、背骨・骨盤・股関節につながる腸腰筋、お尻の大臀《でん》筋、背筋などです。背筋をピンとさせることで、消化機能の維持にも役立っています。

また、筋肉には熱を生産して、体温を保つ役割もあります。このおかげで、免疫機能に効果があります。

さらに、骨や臓器などを外界の衝撃から守る緩衝材の役割も担っています。しっかりした筋肉に覆われていれば、転んでも骨折するリスクは減ります。

筋肉には脂肪に比べて、水分を溜め込む力もあります。筋肉量が多いと体内に水分を多く保つことができるため、自然と脱水を予防できるからだになります。

最後に、筋肉は身体の機能を保つための分泌物を体内に出している、という説があります。くわしいことはまだ解明されていませんが、この未知の役割を含め、筋肉はおそらく皆さんが想像するよりも多くの役割をもっているのです。

筋力アップの運動方法はこれ！

筋力アップは「継続は力なり」…続けること自体が難しいといえます。長く続けるために、短時間で効率よく、ケガなく、楽しく行える方法をお勧めします。鍛える部位は、加齢により筋力が減少する「抗重力筋」で、元々の筋肉量が多い部位です。

抗重力筋を鍛える運動方法をイラストで紹介します。

運動に慣れていない人は、椅子にすわってできる運動や、壁を支えにした運動から始めてください。正しい姿勢が身につくまでは、鏡やガラスに自分を映し、姿勢を確認しながらすすめましょう。

運動をする際には、次の「筋肉トレーニングのコツ」を意識してください。

筋肉トレーニングのコツ

①鍛えたい筋肉を意識しながら動かす

からだを動かすときには、どこに筋肉をつけたいのか触って確認し、運動しながらその筋肉への刺激を意識します。意識することで、筋トレ効果が上がるといわれています。

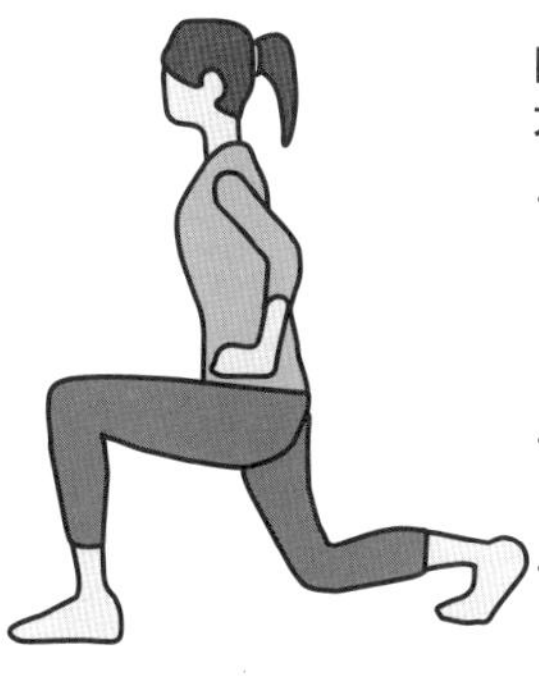

図表6
太もも・腸腰筋・大臀筋のトレーニング

・上半身をまっすぐ保ったまま
「片足を一歩前に出す」
「もとに戻す」を左右交互にくり返します
「ひざがつま先より前に出ないよう」にします

・上半身を前かがみにすると、
前太ももの運動強度が上がります

・上半身をまっすぐにすると、
太もも裏側と臀部が刺激されます

運動不足で筋肉が固い場合は、温めてからストレッチを。筋肉に呼びかけ、目覚めさせてあげましょう。

②ゆっくり動いて、筋肉をしっかり育てる

早く動く場合とゆっくり動く場合では、鍛えられる筋肉が違います。

高齢者には、関節を傷めたり、ケガをしたりすることのないよう、ゆっくり正しい姿勢で丁寧にくり返す運動をお勧めします。筋力は、ゆっくりの運動でも十分にアップできます。

運動がつらくなると、動きを早くしたくなりますが、こらえて、「正しい姿勢でゆっくり」を維持してください。

③運動強度と量は段階的に引き上げる

筋肉は、負荷をかけないと増えていきません。トレーニング中に「あぁ～足が震えてきた。もう、限界」というタイミングがきたら、そこからさらに数回がんばることが、筋力アップへの近道です。ただし、骨や関節に痛みがあるときは、やめてください。

筋トレを始めてすぐは、翌日の筋肉痛がその日中になくなる程度を目安に、強度を調整します。筋肉痛で動けないほどでは、トレーニングを続ける気力が消失し、逆効果です。ケガなく継続できることが、最優先。徐々に筋力がつくと、つらかった運動が簡単にできるようになります。

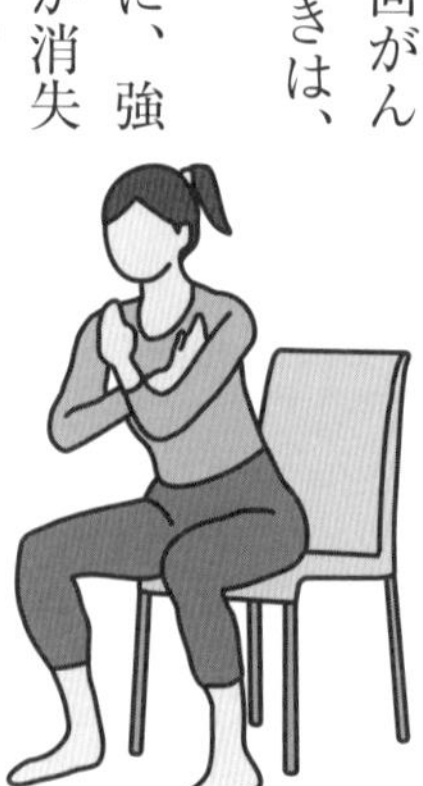

図表7　図表6のトレーニングを椅子にすわってやる方法

・上半身をまっすぐ上に保ったまま「すっと立ち上がり、ひざが伸びきる寸前で止める」「ゆっくりすわる」をくり返します
・上半身を前かがみにすると、臀部への強度がアップします

軽々できるようになることが、次の段階に進む目安。段階的に、強度や量を増やしましょう。

④筋肉の休息日をつくりながら、1日10分

運動を日々の習慣にできるよう、運動時間の目安は1日10分としましょう。1カ所の筋トレを、10分間行います。つらくなったら1、2分の休憩をはさみ、呼吸を整えて、合計10分です。トレーニング後は1、2日の〝筋肉の休息日〟をつくります。

「トレーニングを毎日すると、効果が高まりそう」と思われるかもしれませんが、休息は筋肉を育てるサイクルのひとつ。「お尻の日」、「太ももの日」、「骨盤の日」など、鍛える部位を1日1カ所にして、休息日をとります。

まずは、ひと月を目標に継続しましょう。3カ月続けると効果が実感できます。半年後には、新たな効果を感じることでしょう。

⑤トレーニング後30分以内にタンパク質（プロテイン）を摂る

筋トレ後、30分以内にタンパク質を摂取すると、筋肉の生成に効果があるといわれています。タンパク質は調理したものから摂るだけでなく、プロテインのゼリー、飲料、バーなど手軽な商品もあるので、上手に活用してください。

筋肉をつくる栄養と食事のポイント

運動だけでは、筋肉は効率よく増えません。

筋肉をつくる栄養素として、タンパク質とビタミン類が必要です。これらを効率よく摂取する食事のポイントは3つ。

●タンパク質の1日の最低必要量は50g、1食あたり13〜20g

●食材をよくかむ

●食品の種類を広めて、ビタミン類を意識的に摂る

朝は1日の活動の始まり。朝食からしっかりタンパク質を摂りましょう。「我が家の朝食は、牛乳とパンとサラダがおきまり」という人は、タンパク質量が不足しています。1食あたり13〜20gのタンパク質とは、ささみ2本分、あるいはサバ1切れ分の分量です。からだが一度に吸収できる量には限度があるので、3度の食事でこまめに、1日の必要量を摂りましょう。

運動直後のタンパク質は、食事の1日量にプラスして摂って大丈夫です。腎臓の疾患がある方など、タンパク質の制限がある人は、医師に相談してください。

食事だけでは必要なタンパク質を摂りきれないと感じる場合は、薬局やコンビニで買える栄養補助食品を活用します。若く、スポーツをしている人が食べるもの、という印象を持つ人がいますが、高齢者の栄養補充にも活用できます。

図表8　食材に含まれるタンパク質の量

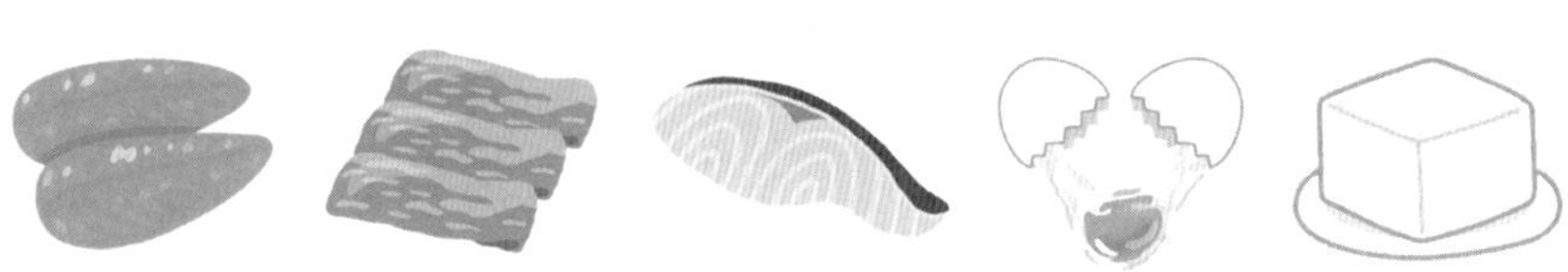

ささみ2本分 86g	豚肉 150g	サバ切り身1枚 120g	卵1個	豆腐1/4丁
[20g]	[22g]	[24g]	[6g]	[6g]

[ ]内が食材に含まれるタンパク質量

食材はよくかんで食べましょう。食べても消化できなければ、排出されてしまいます。食材が小さく砕かれ、多くの唾液の中で分解されると、吸収されやすくなります。かむことで唾液の量も増えます。

タンパク質と同時に、からだの調整や代謝をよくするビタミン類も、積極的に摂りましょう。筋トレの後は、筋肉の休息が必要だと話しました。筋肉を効率よく回復させるためにはビタミン類が不可欠です。

水溶性ビタミン類は、野菜や果物から摂れます。脂溶性ビタミン類は油分と一緒に摂らないと、からだに吸収されません。エゴマ油や亜麻仁油など、熱を通さず食べる油もありますから、上手に活用し、幅広い食材からビタミン類を摂る工夫をしましょう。

これまでの運動習慣と食生活を見直して、要介護にならないからだづくり、健康長寿を目標に「筋力の維持」を心がけてください。

図表8　食材に含まれるタンパク質の量

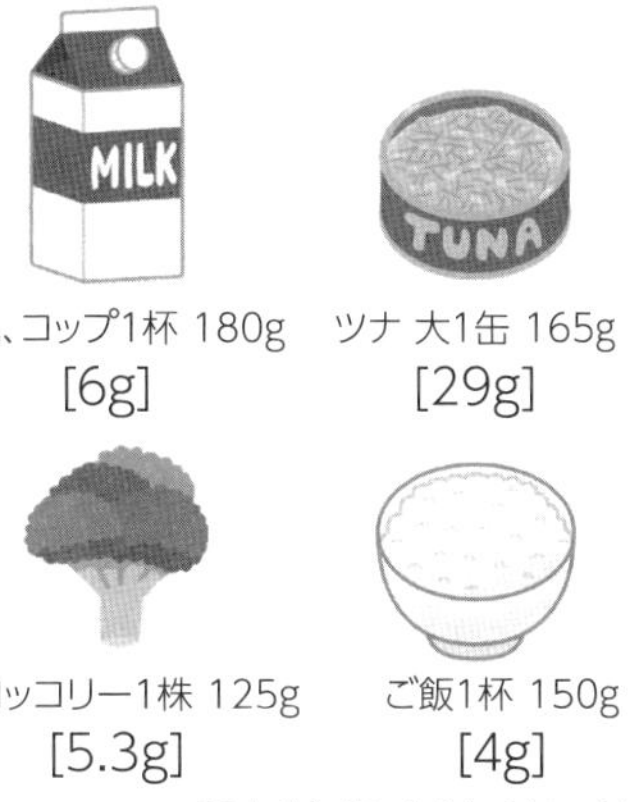
MILK
TUNA
牛乳、コップ1杯 180g
[6g]
ツナ 大1缶 165g
[29g]
ブロッコリー1株 125g
[5.3g]
ご飯1杯 150g
[4g]

[ ]内が食材に含まれるタンパク質量

図表9　脂溶性ビタミンが含まれる食材

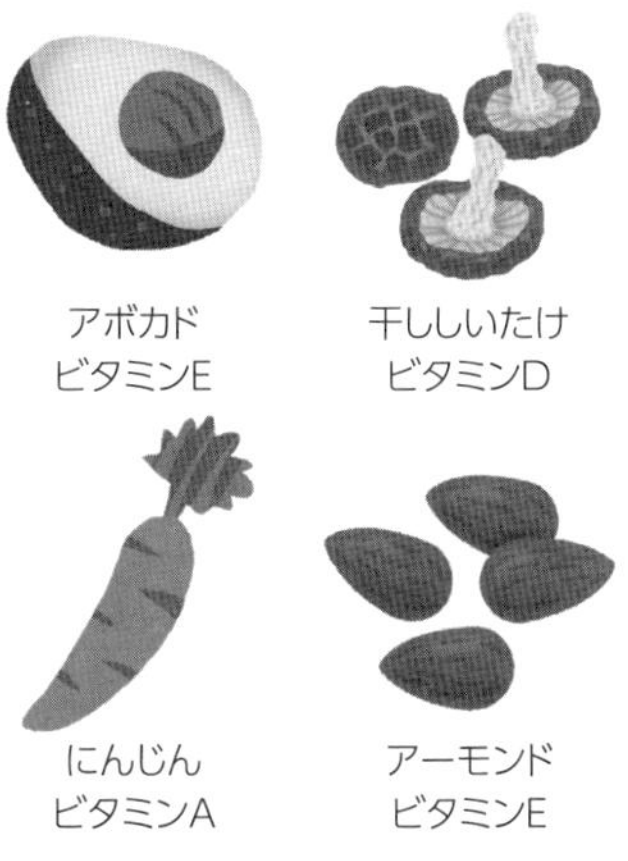
アボカド
ビタミンE
干ししいたけ
ビタミンD
にんじん
ビタミンA
アーモンド
ビタミンE

太もも・腸腰筋・大臀筋のトレーニング

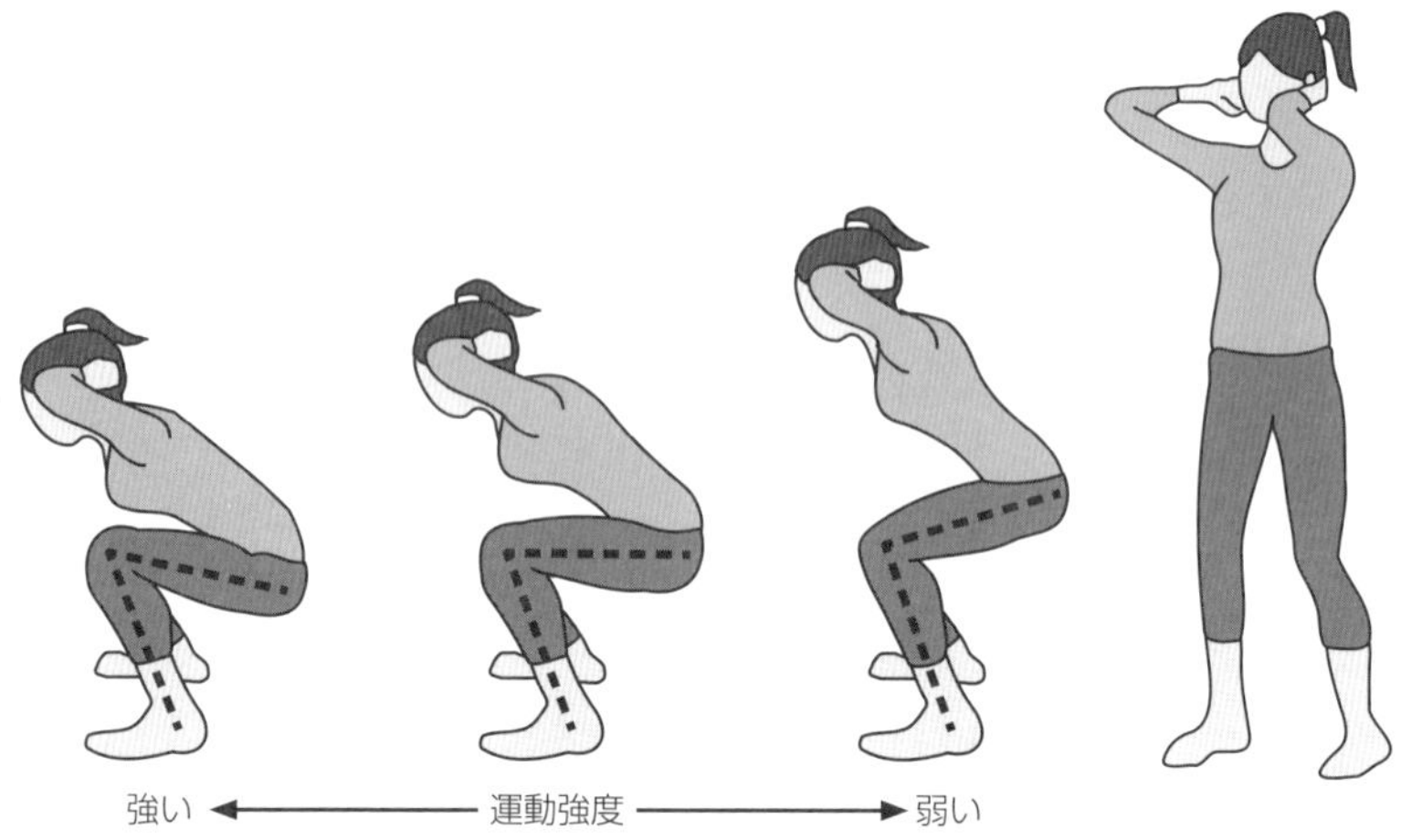

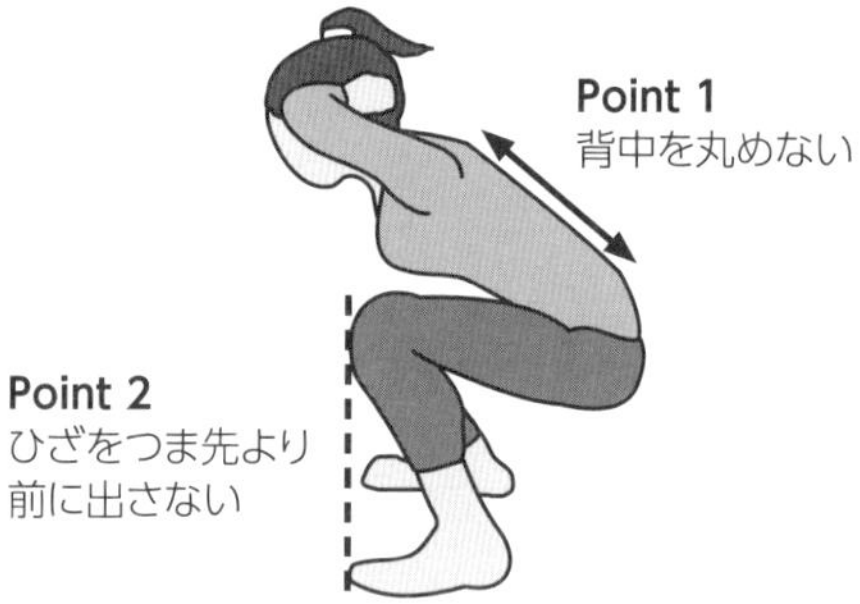

・足を肩幅に開き、「すっと立ち上がる」「ゆっくりしゃがむ」をくり返します
・立ち上がりで息を吐き、しゃがむとき息を吸います
・腕は胸の前でクロスして組んでもよいです
・ひざに痛みがあるときは、無理しないでください

腸腰筋のトレーニング

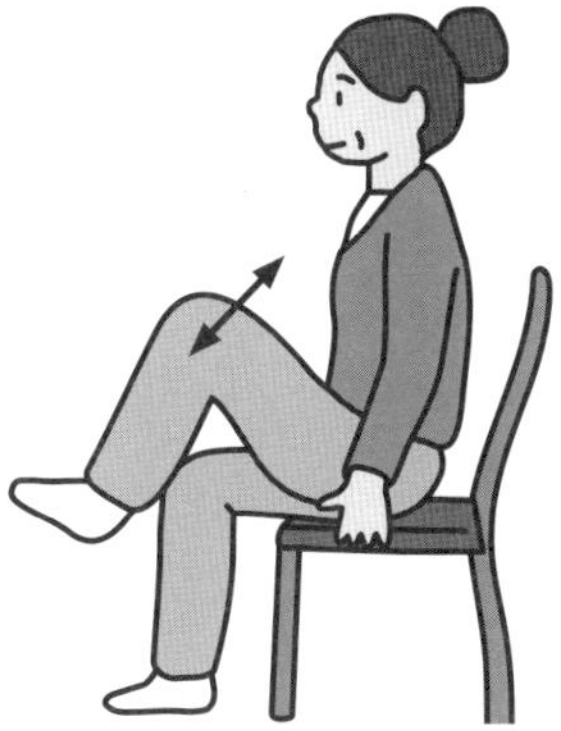

・転ばないように椅子の端を手で持ち、ひざを上に素早く引き上げ、
　できるだけ胸に寄せ、ゆっくりおろします

・両足ともに行います

・慣れてきたら、引き上げて数秒止めてから、ゆっくりおろします

背筋・大臀筋のトレーニング

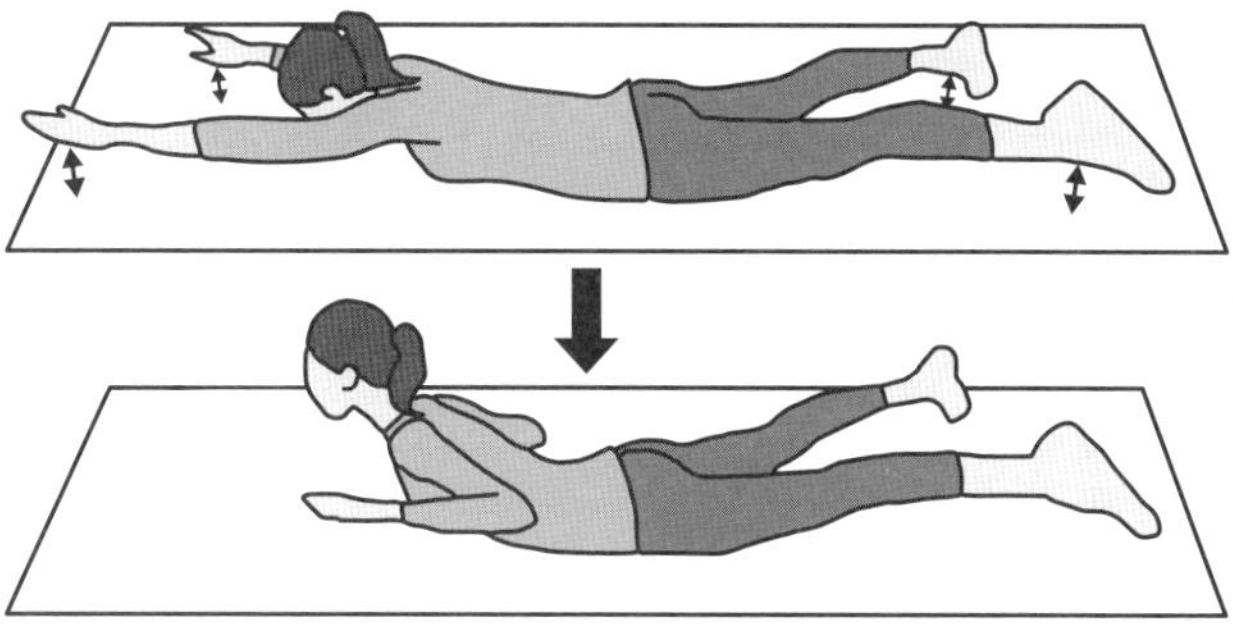

・腹ばいになり、お腹とお尻に力を入れ、両手両足をしっかり広げて浮かせます
　腰がそらないようにからだを支えます

・最初は手を伸ばしたまま5秒姿勢を保ち、手足を床について脱力します
　お尻の筋肉をキュッと引き締め続けながらくり返します

・慣れてきたら、肩甲骨を引きよせるように両手をまげのばしします

相談しづらいおしっこの悩み

看護学研究科臨床生理学　教授（医学研究科泌尿器科　医師　兼務）　窪田　泰江

尿漏れ、頻尿、キレの悪さ―50代以上では4人に1人がそんな排尿の悩みを抱えていますが、「恥ずかしいから」「年齢のせいだから仕方ない」と多くの方がなんのケアもしていません。しかし健康長寿を目指すなら、医療機関に相談しましょう。

おしっこの悩みを持っている人は非常に多いのです！

健康寿命[※1]を延ばすためには、健康の3原則である「調和のとれた食事、適切な運動、十分な睡眠」を実践した生活を送ることが大切です。

加齢とともに増える尿のトラブルは、これにとって大きな障壁となります。外出を控えれば、人と話すことや運動する機会が減り、意欲や筋力の低下につながります。トイレが心配で飲水を控えると、夏場の熱中症のリスクが増すだけでなく、食事を楽しむ意欲も低下します。夜間の頻尿や尿漏れは、快適な睡眠を

※1　**健康寿命**
日常的な医療や介護に頼ることなく、自立した生活ができる生存期間のこと。

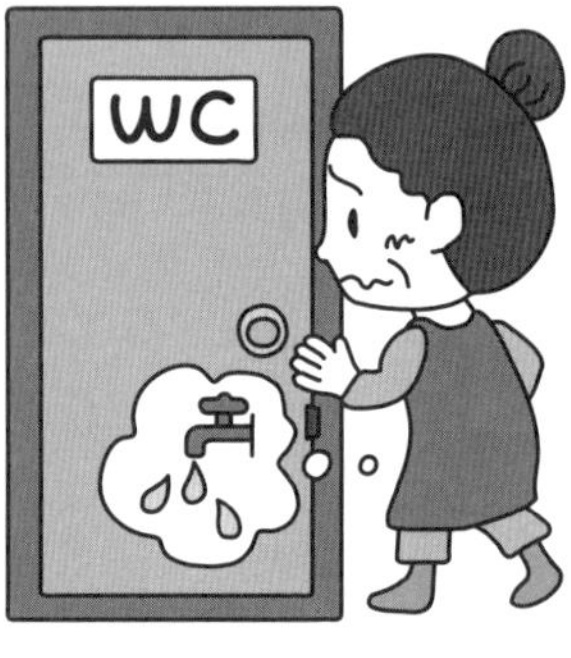

妨げます。適切な排せつケアが、健康長寿にはとても重要なのです。

正常な排尿ができなくなる原因には、過活動膀胱《ぼうこう》※2、前立腺肥大症、脳や脊髄など神経の異常（神経因性膀胱）、尿路のがんや感染症などさまざまなことが考えられます。加齢も原因のひとつで、何らかの排せつトラブルを経験している人は、50代以上で約25%といわれています。決してめずらしいことでも、恥ずかしくて相談できないようなことでもありません。

トラブルの内容ごとに、対処法を見ていきましょう。

「頻尿」の診断と治療

腎臓で作られた尿は膀胱に蓄えられ、膀胱が縮むと同時に尿道が広がって、排尿されます。成人の場合、正常な排尿は1回の量が200～400mℓで、1日に5～7回、1日の総量は1000～1500mℓが理想です。

「頻尿」は、大きく3つのタイプに分かれます。
①1回の排尿量が少なく、尿を溜めておく膀胱のタンク（蓄尿）機能が低下しているタイプ。薬物療法が有用な場合が多いです。
②排尿しても全部おしっこが出しきれない、残尿が多いタイプ。
前立腺肥大症などにより尿道の閉塞《へいそく》がある場合や、糖尿病な

※2 **過活動膀胱**
何らかの原因で膀胱が過剰に収縮し、少量の尿でも強い尿意が起きてしまう病気。

図表1

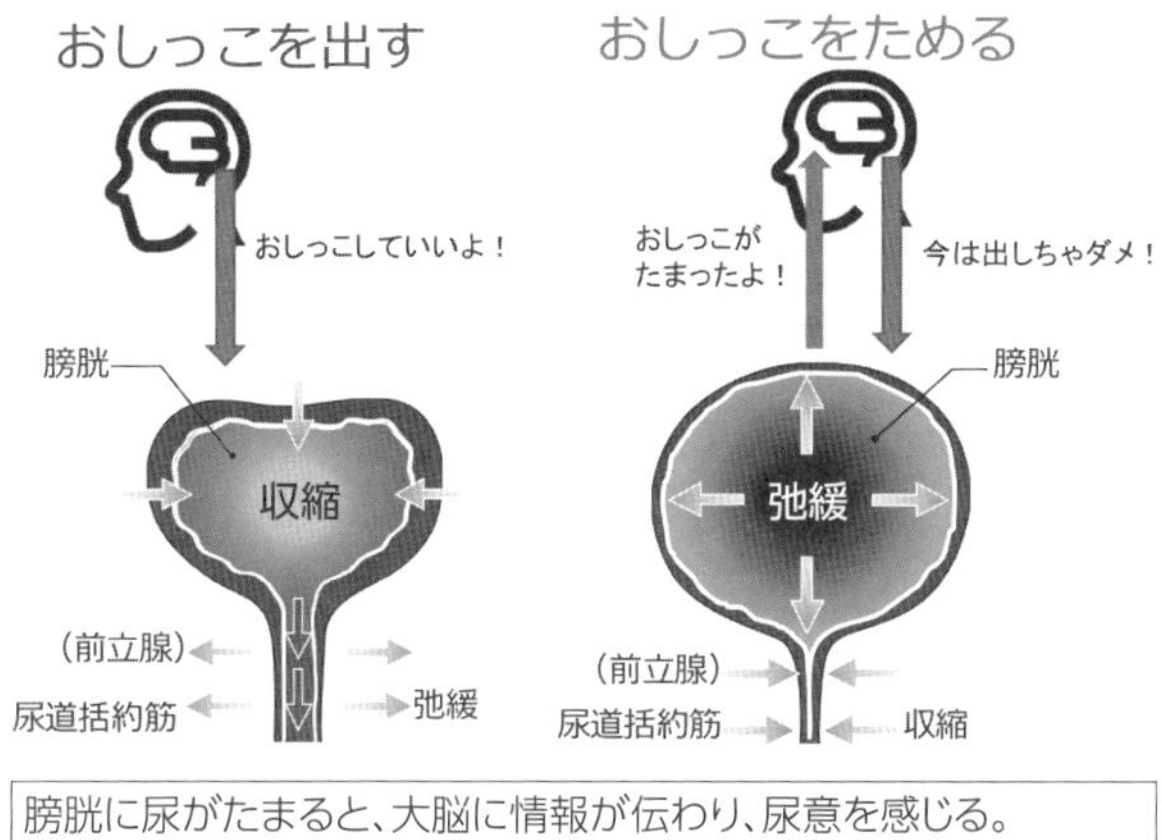

膀胱に尿がたまると、大脳に情報が伝わり、尿意を感じる。
大脳から排尿してよいと指令が出たら、膀胱の筋肉が収縮すると同時に、膀胱の出口と尿道が広がって尿が出る

どが原因の末梢神経障害により膀胱の収縮機能が低下した場合に起こります。

原因に応じて、まずは薬物療法で残尿を減らす治療をします。前立腺肥大症による排尿障害が明らかであれば、外科的手術による治療も選択肢となります。
③多飲多尿のタイプ。1回の排尿量は正常でも、水分補給が多すぎて1日2000~3000㎖以上の尿量になり、何度もトイレに行くことになります。排尿記録をつけてもらい、適切な飲水量を指導することで改善が見込めます。

女性に多い「腹圧性の尿漏れ」の原因と治療

尿漏れ（専門的には「尿失禁」といいます）は大きく4つの種類（図表2）に分けられます。女性に多く、咳やくしゃみ、運動など、お腹に強い圧が加わって起こるのが「腹圧性の尿漏れ」です。

骨盤の底にある筋肉が緩んだり、尿道をぎゅっとしめつける尿道括約《かつやく》筋の力が弱くなったりすることで、腹圧がかかったときに尿が漏れます。主な要因は、加齢、肥満、便秘や骨盤底の損傷。骨盤底は、経腟分娩でお産に長く時間がかかったり、赤ちゃんが大きかったりすると、ひどく損傷することがあります。

咳やくしゃみで少量尿漏れしてしまったことがある、という女性は多いのですが、ひどくなるとソファーから立ち上がったときや、少し急ぎ足で歩いただけでも、漏れてしまいます。立った状態で腹圧がかかると特に漏れやすく、なわとびなどの運動は特に漏れを引き起こしやすいです。

図表2　尿失禁のタイプ

タイプ	もれやすい場面	治療法
1）腹圧性尿失禁	おなかに力の入るときにもれる	体操、手術
2）切迫性尿失禁	突然尿がしたくなってもれる	体操、工夫、薬
3）いつ流性尿失禁	尿がいつもちょろちょろもれている	尿を出す治療（カテーテル留置や導尿、薬、手術など）
4）機能性尿失禁	認知症や歩行ができない場合	環境の改善、介護

有効な治療法は、減量と、膣や肛門を収縮させてからリラックスさせる「骨盤底筋訓練」です。骨盤底筋訓練は副作用もないよい方法ですが、正しい収縮方法を習得しないと効果が得られません。

「おしっこを途中で止める」「おならを我慢する」感覚で、息を吐きながら筋肉を収縮させます。お腹には力を入れず、毎日継続することが大切ですが、効果が現れるまでに時間がかかることもあり、残念ながら続けられずに途中であきらめてしまう人が多くいます。

尿道を締める力を強くする「β2アドレナリン作動薬」による薬物療法で、漏れの量が減る人もいます。行動療法や薬物療法の効果が不十分で、尿漏れの程度が重症な場合は、患者さんの希望に応じて、ポリプロピレン製のテープを尿道の下に通して尿道を支える手術治療も行われます。

高齢者に多い「切迫性尿漏れ」の原因と治療

「切迫性の尿漏れ」は、トイレに行く途中や下着を下げている間に、こらえきれずに漏れてしまうタイプです。男女ともに、加齢とともに増えます。特に冬の寒い時期や、炊事や洗面など水回りでの作業中に症状が出やすいのが特徴です。腹圧性の尿漏れと併せ持つ場合は「混合性の尿漏れ」といいます。

切迫性の尿漏れは、過活動膀胱との関連が強い症状です。排尿回数が1日8回以上で、尿意切迫感が週1回以上ある過活動膀胱の患者が、40歳以上の男女で12・4%いますが、このうち約半分の人に切迫性の尿漏れがあることがわかっています。

加齢とともに過活動膀胱の患者数は増え、80代では約3人に1人といわれています（図表3）。次ページの簡単な質問票で診断することが可能なので、一度やってみてください。

切迫性の尿漏れは、膀胱機能をコントロールする神経に異常がある場合が多く、薬物治療が比較的有効です。古くから「抗コリン薬」が使用されてきましたが、2011年に新たに「β3アドレナリン受容体作動薬」が承認され、18年には若年層にも使用できる類薬が発売されました。

ただし、もともと尿が残ってしまうことで頻尿になっている人がこの薬を飲むと、「尿閉」といって尿が出なくなってしまうこともあります。薬を飲む前に、残尿のチェックが必ず必要です。

早急に治療が必要な「溢流《いつりゅう》性の尿漏れ」

尿道がふさがっていたり、膀胱がうまく縮まなかったりで、常に尿がたくさん膀胱に残ってしまい、常時だらだらと、または動いたときに漏れるのが「溢流性の尿漏れ」です。膀胱が尿でいっぱいになり、あふれるようにちょろちょろと漏

図表3　過活動膀胱（OAB）の有病率は加齢とともに増加する

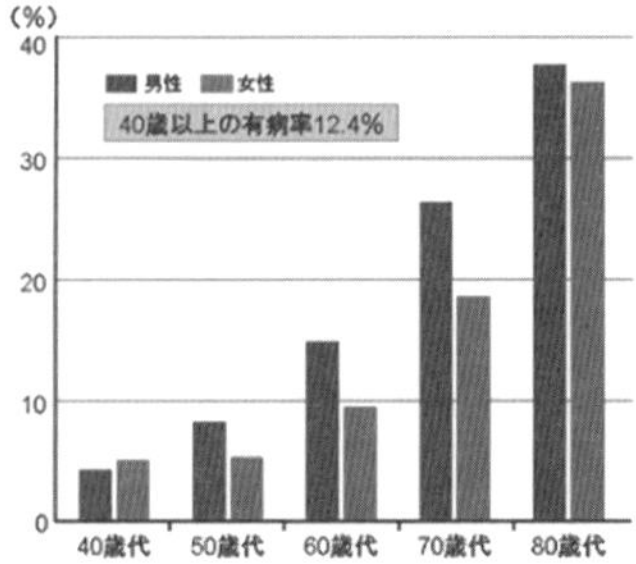

（本間久夫ほか:「日本排尿機能学会誌」14(2):266、2003より改変）

過活動膀胱スクリーニング質問票

該当する項目にチェックをつけてください。

- □ 尿をする回数が多い
- □ 急に尿がしたくなり、がまんが難しいことがある
- □ がまんできずに尿をもらすことがある

上記の症状が 1 つ以上ある人は「過活動膀胱」の可能性があります。さらに下の質問票もチェックしてください。

過活動膀胱症状質問票（OABSS）

以下の症状がどれくらいの頻度でありましたか。この 1 週間のあなたの状態にもっとも近いものをひとつだけ選んで、点数の数字を○で囲んでください。

質問	症状	頻度	点数
1	朝起きた時から夜寝る時までに、何回くらい尿をしましたか？	7 回以下	0
		8～14 回	1
		15 回以上	2
2	夜寝てから朝起きるまでに、何回くらい尿をするために起きましたか？	0 回	0
		1 回	1
		2 回	2
		3 回以上	3
3	急に尿がしたくなり、がまんが難しいことがありましたか？	なし	0
		週に 1 回より少ない	1
		週に 1 回以上	2
		1 日 1 回くらい	3
		1 日 2～4 回	4
		1 日 5 回以上	5
4	急に尿がしたくなり、がまんできずに尿をもらすことがありましたか？	なし	0
		週に 1 回より少ない	1
		週に 1 回以上	2
		1 日 1 回くらい	3
		1 日 2～4 回	4
		1 日 5 回以上	5

合計点数　　　　点

質問 3 の点数が 2 点以上、かつ全体の合計点が 3 点以上であれば過活動膀胱が強く疑われます。

れ出てきます。

膀胱に細菌が入りやすく、腎臓にも負担がかかり、ひどい場合には腎不全になるため、早急な治療が必要です。尿がうまく出せない原因を調べ、それに対する治療を行います。男性は、前立腺肥大の治療をすると改善することもあります。まず尿道から膀胱に管を入れて、溜まった尿を排出する「導尿」または「膀胱尿道カテーテル留置」を行います。

膀胱以外の問題で起こる、「機能性の尿漏れ」

足が悪くてトイレまで行けずに尿が漏れたり、認知症のためトイレの場所がわからず、トイレ以外で尿をしてしまうのが「機能性の尿漏れ」です。

身体機能に問題がある場合には、ポータブルトイレを置く、男性は尿器を使用するなど、周囲の環境をよくすることで改善できる場合もあります。認知機能が低下して漏れてしまう場合は、オムツやパッドをうまく利用しながら、介護を行う方が協力してあげることが重要です。

高齢者では、尿漏れの４つのタイプが複雑に組み合わさる場合もあります。

オムツやパッドを使用するときは、以下の点に注意してください。
①体格にあわせて、できるだけ隙間のないものを選ぶ。基本的には、テープ型は最大腰回りであるヒップサイズ、パンツ型はへそ周りのウエストサイズで

選びます。

②男性の場合はペニスをすっぽり包むように、通常のパッドをじょうご型（図表4）に組み立てて、隙間が生じないように工夫します。

③おむつやパッドを何枚も重ねてはくと、動いたときによれたりずれたりして、余計漏れやすくなります。できるだけ枚数は減らしましょう。

④自分にあったパッドを使用すること。おむつのギャザーの部分に使われている防水材が皮膚にあわない場合や、吸水パッドの代わりに生理用パッドやティッシュペーパーなどを使用すると、外陰部の皮膚炎を起こしやすくなります。

図表4
じょうご型に組み立てたパッド

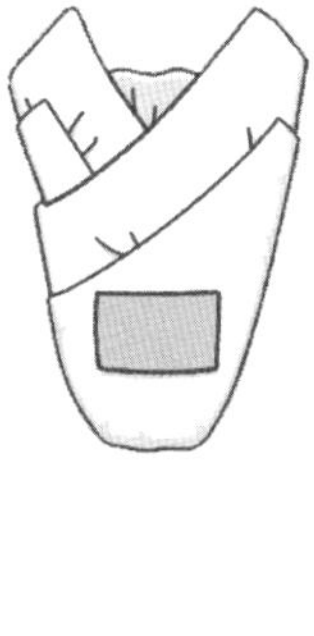

名市大では、名古屋産業振興公社、朝日産業と連携して、夜間の尿漏れにお悩みの男性患者さん用の「ダンディユリナー」という商品を開発しました。男性のペニスへのはめ込み式の尿器で、逆流防止弁もついており、出た尿が専用のタンクにたまる仕組みです。

ベッドなど床との落差がある場所でないと使用が難しいですが、「夜間にオムツを交換する手間がなくなり、オムツ代やゴミが減った」と介護の現場からも好評価を受けています。興味のある方は福祉用具販売店や中部総業ネット販売サイト（朝日産業グループ会社のネット販売サイト）などで簡単に購入できます。名市大病院の地下売店でも売っていますので、一度実際に見てください。

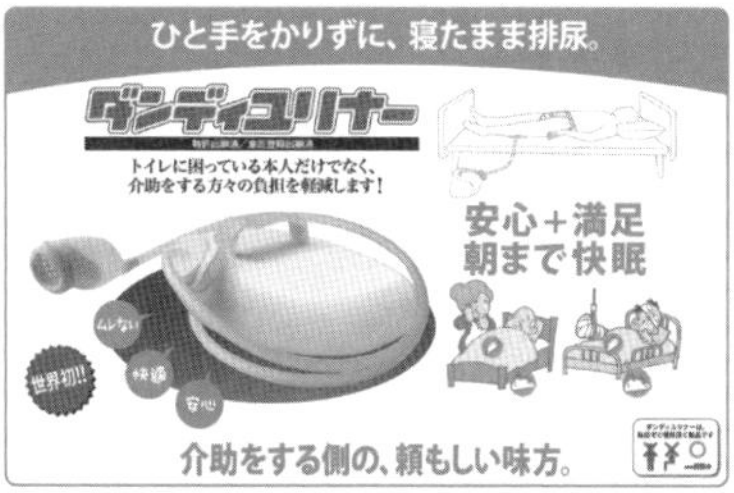

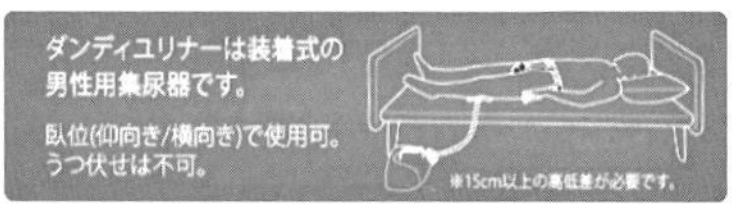

中部総業ネット販売サイトURLは
http://www.chubu-sg.co.jp/products/detail.php?product_id=1131

ちなみに昼間でも使用可能な、ズボンの中に収納できる「Ｍｒユリナー」という商品もあります。外出時にトイレが困るという男性の方は、お悩みに応じて使い分けが可能です。

「キレの悪さ」の診断と治療

尿を出す機能が障害されると、尿の勢いが弱い、途中で途切れる、尿が出るまでに時間がかかる、いきまないと出にくい、などさまざまな症状が表れます。男性の場合は、前立腺肥大症によることが一番多く、超音波検査で前立腺の大きさ（通常15～20㎖程度）や排尿後の残尿量を測定します。

超音波検査では、膀胱の壁の変形、膀胱にできた余分な袋（憩室）、膀胱結石や腫瘍などが確認できます。痛みもなく、簡便で有用ですが、前立腺がんの場合は超音波検査のみで判断することが難しいため、前立腺に特異的な腫瘍マーカーである「ＰＳＡ」[※3]を採血で調べます。

原因が前立腺肥大症とわかれば、薬物治療を行います。

前立腺や膀胱の出口の平滑筋の緊張を和らげることで、尿をスムーズに出せるようにする「α１アドレナリン受容体遮断薬」や、「ホスホジエステラーゼ（ＰＤＥ）５阻害薬」を使用することが多いです。前立腺が明らかに大きい場合には、男性ホルモンであるテストステロンの活性を抑えることで前立腺を小さくする「５α

※３　ＰＳＡ
血液中にある前立腺に特異的なタンパク質の一種で、この値が高くなるにつれ、前立腺がんである確率が高くなる。前立腺肥大症や前立腺炎でも高値になることがあるため、基準値以上の値が出たら専門医の受診をお勧めします。

還元酵素阻害薬」を使用することもあります。効果を得るまでに、半年ほど内服の継続が必要です。

尿の勢いを調べる検査には、尿流測定検査があります。センサーのついた機器（普通のトイレと見た目は同じ）にいつも通りおしっこをしてもらうと、グラフとして波形が表され、尿の勢いが客観的に評価できます（図表5）。緊張でいつも通り尿が出ない、尿がしっかり溜まっていないなどの場合には十分な評価ができないこともありますが、患者さんの負担は少なく、簡便な検査です。

膀胱が縮む力が弱くなったことが原因の場合は、膀胱が縮む力を強くする「コリンエステラーゼ阻害薬」を用いることがあります。膀胱が縮むときにうまく尿道が広がらないことがあるので、尿道を緩めるα1アドレナリン受容体遮断薬と併用することもよくあります。

いずれにしても、自分自身が抱える尿のトラブルの原因を医療機関で調べてもらい、改善方法や治療法について相談してください。

名古屋市は19年1月から「高齢者排せつケアコールセンター」（052-364-8172）を立ち上げ、排せつの悩みについての相談窓口を設けています。私たち名市大も協力していますので、気軽に利用してみてください。

図表5　尿の勢いの波形

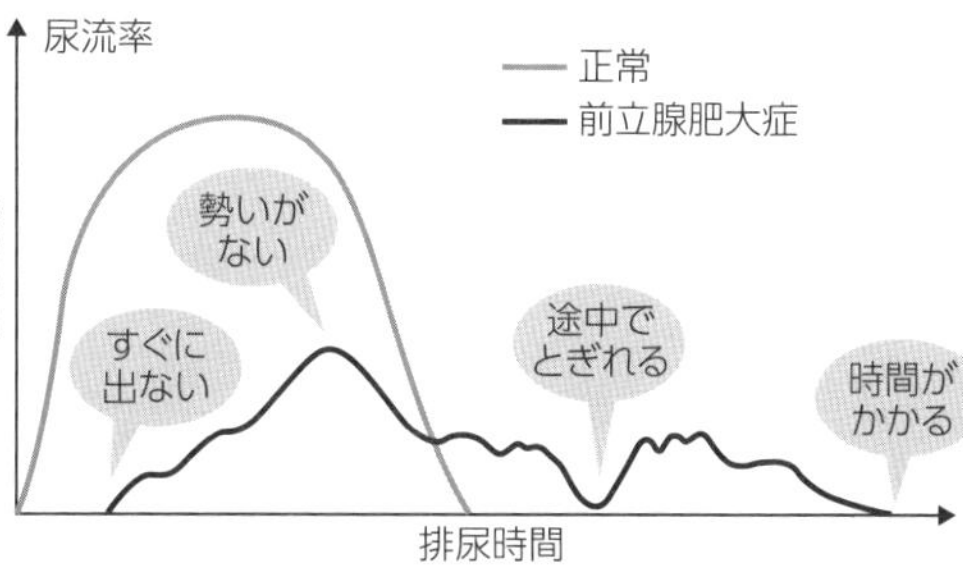

お口の中の病気：良性腫瘍と嚢胞《のうほう》

医学研究科地域医療教育研究センター　教授／蒲郡市民病院歯科口腔外科　部長　竹本　隆

再発の少ない良性腫瘍も、まれに悪性化する場合があります。定期的に歯科検診を受けることにより、早期に病気を発見することができます。

お口の中にできる良性腫瘍と嚢胞

良性腫瘍は多くの場合、自覚症状が出ません。舌や頬の粘膜などにできるものは肉眼的に発見しやすく、比較的早期に見つかりますが、顎骨《がっこつ》（あごの骨）にできるものは特に、大きくなるまで気がつかず、細菌感染による痛みや腫れによって初めて自覚されます。歯科治療中にX線写真で偶然発見されることもあるので、定期的な歯科検診が重要です。

良性腫瘍が生命に影響を及ぼすことはほとんどありませんが、まれに悪性化します。良性腫瘍のほとんどが手術の対象で、小さな腫瘍なら局所麻酔での手術が可能ですが、大きさやできた場所によっては全身麻酔が必要となります。

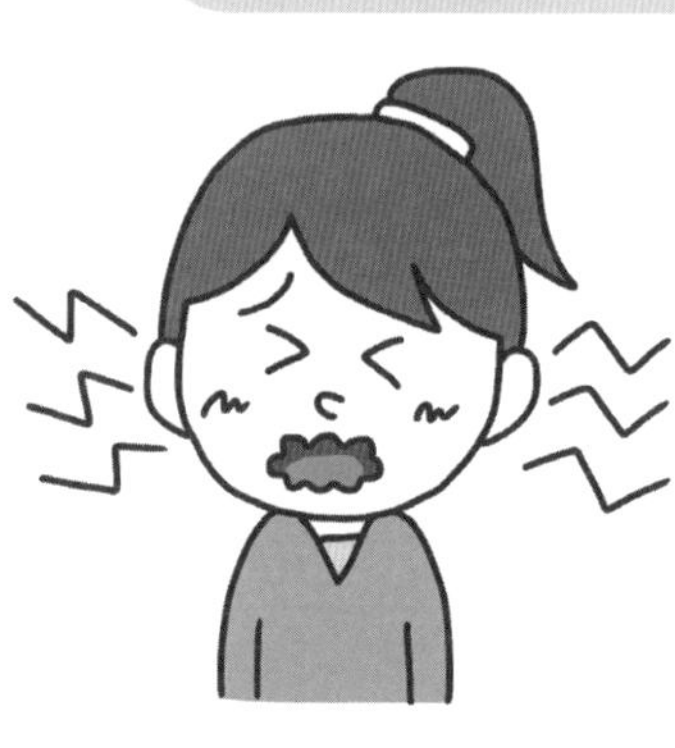

口腔内の良性腫瘍には、歯をつくる組織から生じる「歯原性腫瘍《しげんせいしゅよう》」と、歯に関係なく生じる「非歯原性腫瘍」があります。

一部の顎骨腫瘍では、顎骨の切除が必要となります。腫瘍が大きく、広範囲にあごの骨が溶けてしまっている場合などは、切除の範囲が大きくなり、チタン製プレートや骨移植による再建手術を行います。一部の血管腫やリンパ管腫では、経過を観察することもあります。

また、からだの中に生じた袋状の病変を嚢胞といいます。風船のようなものに液状の内容物が入った状態で、多くの嚢胞は内側が上皮で覆われています。嚢胞についても、歯をつくる組織からできるものと、歯とは関係のないものがあり、「歯原性」と「非歯原性」に分かれます。

それぞれのタイプの腫瘍と嚢胞について、くわしく見ていきましょう。

歯に由来する歯原性腫瘍

歯原性腫瘍は歯をつくる組織に由来し、多くは顎骨内に発生しますが、ときに顎骨外の歯肉部に生じることもあります。良性のものがほとんどですが、きわめてまれに悪性のものもあります。

①エナメル上皮腫

歯原性腫瘍の中でも、発生頻度の高い腫瘍です。腫瘍の一部あるいは大部分が嚢胞のようになっていることもあります。

上あごに比べて下あごに多くでき、特に下あごの後方部にある下顎枝《かがくし》や大臼歯部によくできます。初期では異変がわかりにくく、自分ではなかなか気づけませんが、大きくなると顎骨の膨らみや変形が起こり、顔貌が変化します。

エナメル上皮腫の主な原因は、歯胚《しはい》という歯の芽が形成される際に、エナメル器[※1]と呼ばれる部分が腫瘍化することです。X線写真やCTによる画像診断を行うと、病変の部分がはっきりと確認できます。顎骨のほかの病気と鑑別するためにも、腫瘍の一部を切り取り、顕微鏡で病理組織を確認して、確定診断します。

治療は手術による摘出で、「顎骨保存外科療法」と「顎骨切除法」の2種類があります。

前者は、腫瘍の一部分を切除し、腫瘍内部の圧力を低下させ、腫瘍が小さくなってから取り除く治療法です。あごの形を維持することができるので、子どもや若い人に適用されますが、再発の可能性が高くなります。

後者では、腫瘍の周りのあごの骨を切除します。症状の度合いに応じて、切除する骨の量が変わり、大きい腫瘍では、摘出後に骨移植を必要とすることもあります。

写真1　エナメル上皮腫

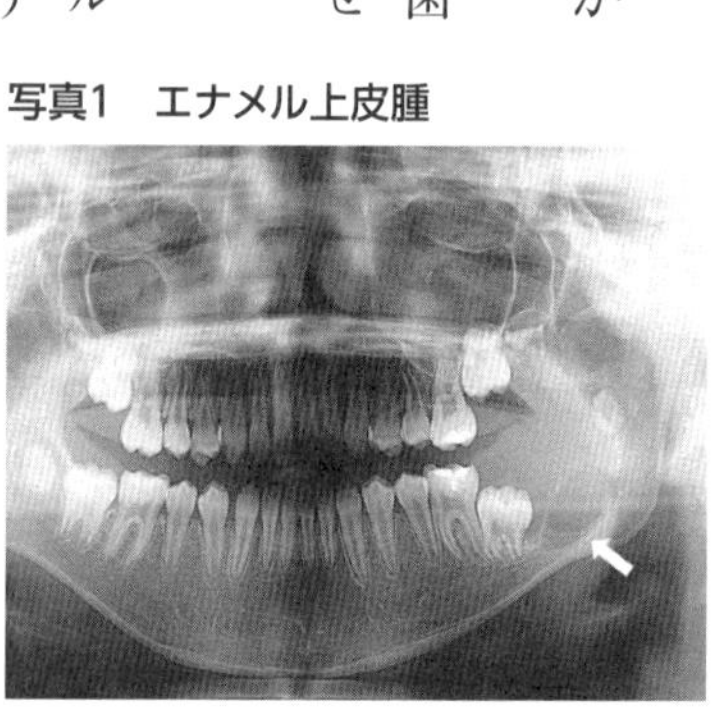

※1　エナメル器
歯の発生段階において認められる細胞の集合。エナメル質や象牙質の形成に関与し、歯のあたまの部分を形成する。

②歯牙腫

歯牙腫も発生頻度の高い腫瘍です。歯胚の形成異常から生じる歯の組織の形態異常で、厳密には真の腫瘍ではなく、組織の奇形のような病変です。「集合性歯牙腫」と「複雑性歯牙腫」とに大別されますが、いずれも腫瘍の内部に歯の組織を含んでいるのが特徴です。

歯牙腫は症状がなく、X線写真で偶然発見されることがほとんどです。腫瘍はゆっくり発育しますが、大きくなると顎骨の膨らみをきたします。

治療にはやはり、摘出術を行います。

口腔内の組織にできる非歯原性腫瘍

歯に関係のない良性腫瘍は、からだのほかの部分にできるものと同じ、たとえば胃や腸にできるポリープのようなものです。

口腔、あご、顔面にできる非歯原性の良性腫瘍には、上皮性の乳頭腫、非上皮性の血管腫、線維腫、リンパ管腫、筋腫、骨腫、軟骨腫、脂肪腫、神経系の腫瘍など、さまざまなものがあります。

①乳頭腫

口腔では、舌や口蓋（上あご）によくできる腫瘍です。歯肉や唇、頬の粘膜にできることもあります。2、3㎜のものから数㎝のものまでさまざまで、粘膜に

写真2　歯牙腫

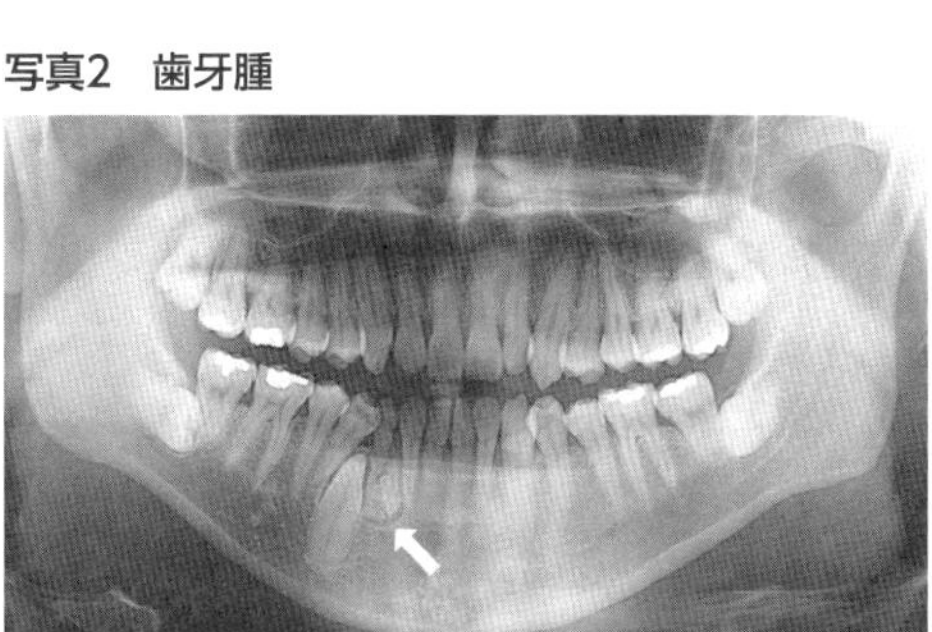

写真3　乳頭腫

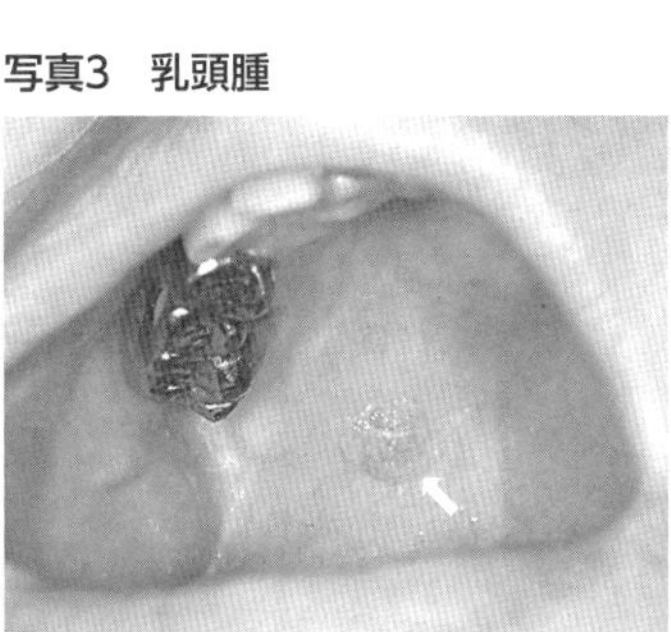

埋もれていることもあれば、硬くなって白くなっていることもあります。

腫瘍ができる原因としては、何らかの慢性的な刺激や、ヒトパピローマウイルスの関与が指摘されています。腫瘍はゆっくりと大きくなり、潰瘍などになることはありません。自覚症状もあまり強くなく、まったく気づかずにいたところで、偶然に発見されることが多いです。腫瘍がポツッとひとつできる単発性のものがほとんどですが、口腔内のあちこちに散らばってできることもあります。

基底部を含めて摘出し、治療しますが、摘出が不完全だと再発しやすいです。

②血管腫

舌、唇、頬などの粘膜や皮膚で、血管組織が異常に増殖してできる腫瘍です。先天的なものが多く、組織の発育異常としての※2過誤腫《かごしゅ》的性格の腫瘍と考えられています。顎骨内に生じることもあります。

血管腫は血管のかたまりなので、粘膜の薄い部分では透けて見え、暗赤紫色に膨らんだように見えます。大きさはさまざまで、表面はやや隆起したものと、平坦なものとがあります。

一般的に痛みはありませんが、表面が膨らんでくると、誤ってかんでしまい、痛みや出血が生じることがあります。腫瘤《しゅりゅう》はやわらかく、指やガラス板などで圧迫すると色が抜けることで診断されます。

顎骨にできた「中心性血管腫」の場合は、顎骨に痛みのない膨らみができることや、歯がぐらぐらと抜けるような症状をきたして発見されます。歯の治療中に

写真4　血管腫

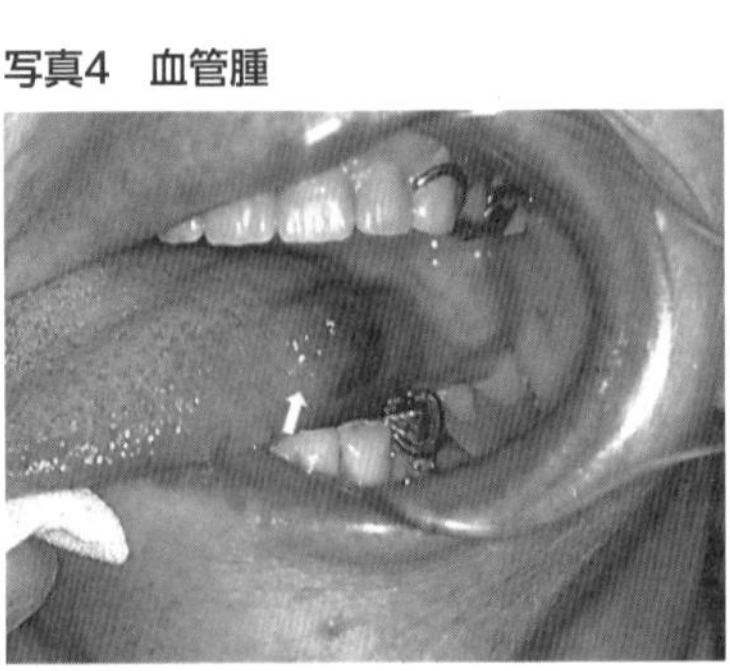

※2　過誤腫
特定の細胞が臓器内で過剰に増殖した状態。腫瘍と奇形の中間的な存在。

偶然、X線写真から発見されることもあります。血管腫の内部に、X線不透過像として、血栓が石灰化した静脈石が認められることがあります。

治療法としては、摘出手術のほかに、梱包療法、凍結療法、レーザーメスによる方法などがあります。

③線維腫

口の中の粘膜のどこにでも発生する腫瘍ですが、機械的刺激を受けやすい舌先や側面、頬の粘膜に、特によく発生します。入れ歯があごの土手の形にあっていないと、入れ歯の当たる組織が慢性的に刺激され、一部が弁状に増殖することがあります。これは、「義歯性線維腫」と呼ばれます。

治療としては、腫瘤を切除します。

顎骨にできる嚢胞

①歯根嚢胞

無髄歯※3が※4根尖性《こんせんせい》歯周炎になった患者さんの、歯根の尖端部にできる嚢胞です。日々の診察の中で、よく見かけます。顎骨の中に生じる嚢胞の50%以上を占めるといわれています。

嚢胞が小さいときには自覚症状はなく、大きくなると顎骨の膨らみを感じることがあります。X線写真では、原因となる歯の根もとに、円形の嚢胞がはっきり

※3 **無髄歯**
神経を取った歯のこと。失活歯ともいう。

※4 **根尖性歯周炎**
虫歯などが原因で根の先の周囲にある歯周組織に生じた炎症のこと。

写真5　歯根嚢胞

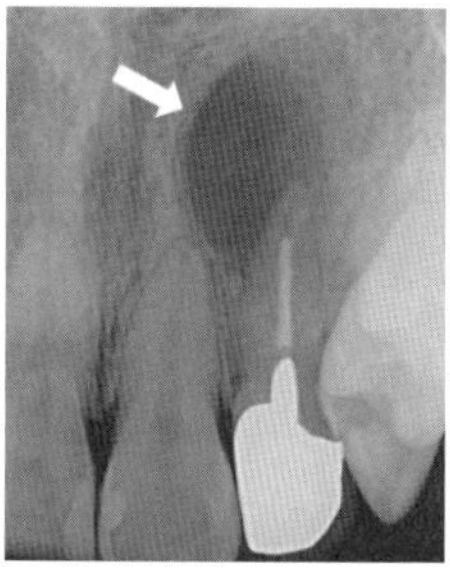

と見えます。

嚢胞が小さい場合は、歯の根っこの治療だけで治せることもあります。それだけでは効果が得られない場合には、手術で嚢胞を摘出します。嚢胞が占める部分が歯の根の1／3以下の場合には、根の先だけを切除し、嚢胞を摘出します。1／3以上を占める場合は、嚢胞の摘出と同時に、原因となった歯の抜歯も行います。

②含歯性嚢胞

親知らずなど、あごの中に埋まった歯の周りに、嚢胞ができる病気です。嚢胞の中には、埋まった歯のあたまを含んでいます。症状はなく、X線写真で偶然に発見されます。顎骨の中に生じる嚢胞の10～20％に相当するといわれています。

嚢胞と原因となった歯を取って、治療します。前歯や小臼歯の場合は、嚢胞の一部だけを取って、埋まった歯を生やすこともあります。

③歯原性角化嚢胞

かつて「角化嚢胞《かっかのうほう》性歯原性腫瘍」という名で良性腫瘍に分類されていましたが、2017年からWHO（世界保健機関）によって嚢胞に分類し直されました。顎骨の中、特に下あごの奥歯の後方にある下顎角部から下顎枝部に発生することが多いとされています。

原因は主に、歯胚組織が嚢胞化することです。痛みはありませんが、あごの骨

写真6　含歯性嚢胞

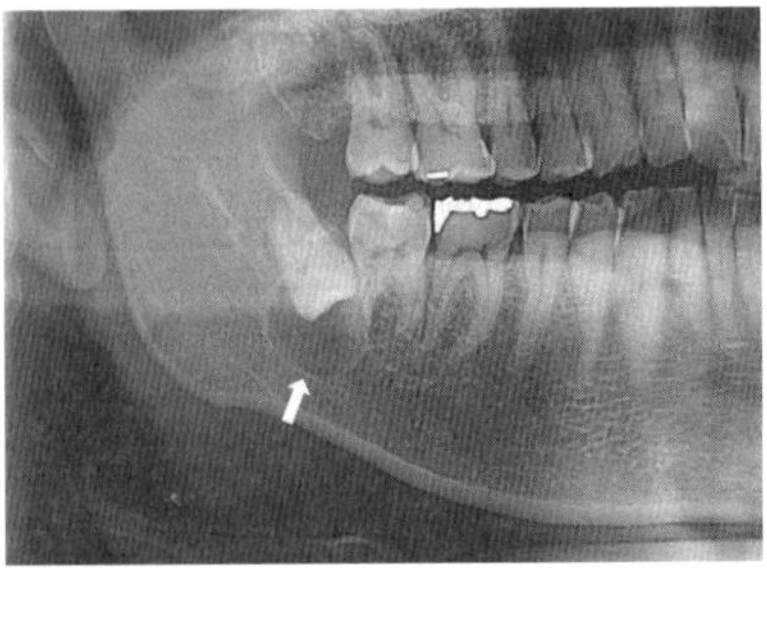

が病巣により膨らんできます。よくX線写真から発見されます。

手術で摘出して治療しますが、再発しやすく、摘出時に病巣が接している骨面を一層削り取ることが勧められています。大きい嚢胞では、開窓療法で嚢胞を縮小してから、摘出することもあります。

④術後性上顎嚢胞

上顎洞炎（いわゆる蓄膿症《ちくのう》）の手術後、数年から数十年経過して、上あごや頬部に生じる嚢胞です。最初のうちは自覚症状がありませんが、徐々に頬の周りの違和感、鼻づまり、鼻汁、感染で顔面が腫れるなどの症状が起きてきて、発見されます。口腔内から針を刺すと、黄色またはチョコレート色の液体が吸引できます。

治療は、嚢胞の摘出が基本です。

やわらかい組織にできる嚢胞

①粘液嚢胞

口の粘膜をかんだり、異物が刺さることなどによって、唾液が出る管がつまって唾液が貯まったり、唾液の出る管が破れて唾液が漏れ出すことが原因で、できる嚢胞です。口の中のやわらかい組織にできる嚢胞では、最も多く見られます。下唇にできることが最も多く、舌の下側にもよくできます。舌下腺から分泌された唾液が口の底に貯まってできる粘液嚢胞は、「ガマ腫」といいます。

写真7　粘液嚢胞

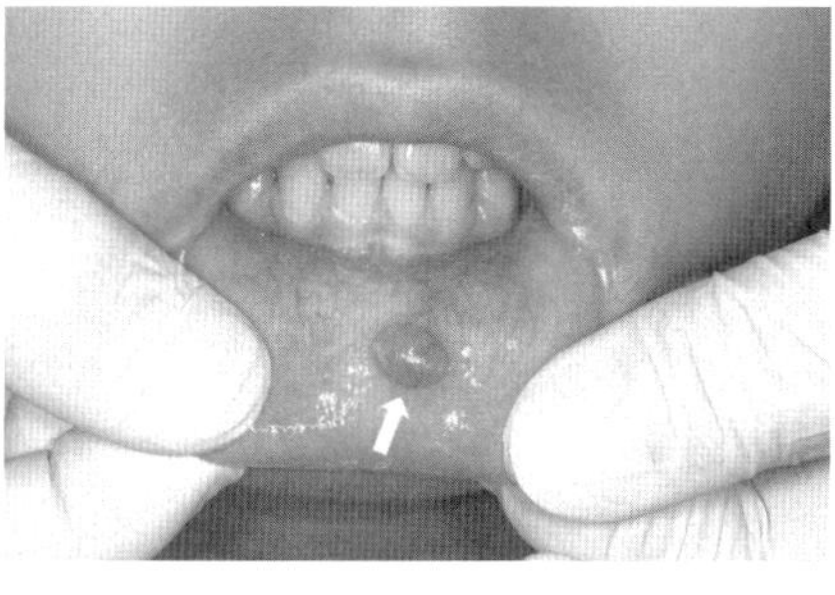

粘膜に向かって盛り上がった、波動性のあるやわらかい膨らみがよくある所見です。粘膜下にできた場合は、青味がかった半透明の色になります。中には無色透明な、粘り気のある液体がつまっています。

治療は、嚢胞摘出が基本です。原因となっている唾液腺も、同時に除去します。大きいガマ腫は、嚢胞の一部を開窓（開窓術）することもあります。

②類皮嚢胞・類表皮嚢胞

嚢胞壁が皮膚と同じような組織からなるものを「類皮嚢胞」「類表皮嚢胞」といいます。「類皮嚢胞」には、毛や皮脂腺、汗腺など、皮膚に付属するものが嚢胞壁に含まれ、含まないものを「類表皮嚢胞」と呼びます。いずれとも、胎児の頃、皮膚のもとが組織内に迷い込むことによって生じたもので、おから状の内容物が見られます。

特にできやすいのが肛門部や卵巣部で、広く全身各所に発生しますが、口腔内に発生するのは比較的まれです。口の中では、口底の真ん中あたりにできることが多く、大きくなるとあごの下が腫れます。舌が後方に押され、発音や嚥下の障害になることもあります。

治療には、嚢胞を摘出します。嚢胞の大きさや位置により、口底部あるいは下あごの下の部分を切開して摘出します。

写真8　ガマ腫

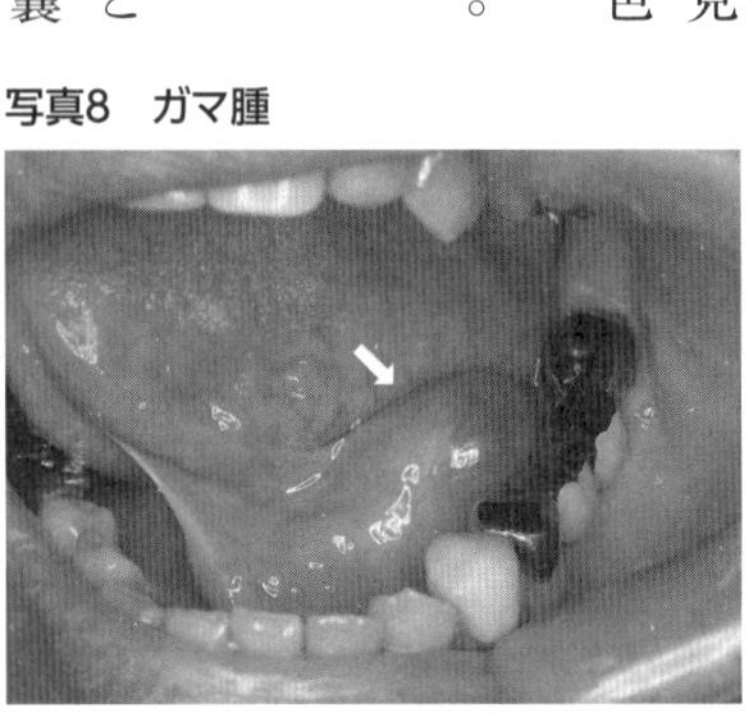

治療の今後の展望

自動車の運転中にカーナビを見るように、術前のＣＴ情報をモニター上で確認しながら手術を行うシステムを「ナビゲーションシステム」といいます。外科手術を行う際、口の中はよく見えない部位が多く、さらに腫瘍や嚢胞によって、手術部位が正常の構造とは異なる形に変わってしまっていることもあります。ナビゲーションシステムを用いれば、どこの部分を手術しているかがよくわかるので、より正確に手術を行えます。今後は、腫瘍や嚢胞に対しても、ナビゲーションシステムを用いた手術が普及してくるものと思われます。

ロボット支援手術は世界を変えるか？

医学研究科消化器外科　教授　瀧口　修司

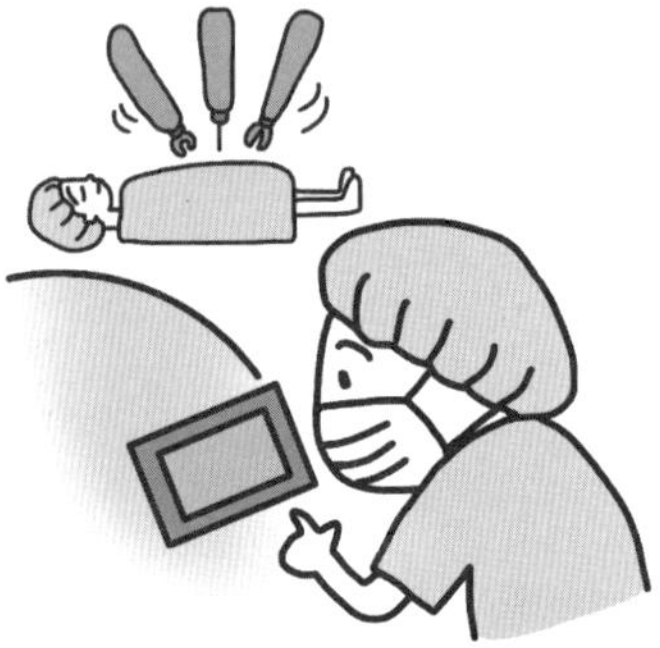

子どもの頃夢見たロボットによる手術は、今や現実のものとなりました。夢の未来に向かって外科手術がどう歩んできたか、これからどうなってゆくのか、解説します。

未来の手術室

私の生まれた世代は、ドラえもんの歌「あんなこといいなできたらいいな…」を口ずさんで育った世代です。電話は黒電話で、自動車のクーラーはまともには動かず、テレビはカラーでしたが、チャンネルのダイヤルがよく壊れて外れていたのが、遠い記憶にあります。

そんな当時でも、ロボットのアームが上からつり下がっていて、患者さんが手術台に寝ると、アームが勝手に手術をして悪いところを治してしまう…そんな未来の手術室が、アニメーションに何度も出てきました。今、最新の手術室をのぞくと、その一端を見ることができます。それがロボット支援手術です。

外科手術に革命的な変化をもたらした内視鏡手術

私は、卒業して間もなくは、内科の道を歩みました。外科は人に痛い思いをさせると、抵抗があったからです。しかし、病気が直接治せることにやりがいを感じ、外科の道へと転向しました。それでも人の体に傷をつけることには、今でも人一倍の抵抗があります。

そんな中出会ったのが、１９９０年頃から増えてきた内視鏡手術です。お腹を大きく開けて臓器を切り取る外科手術を、腹壁に小さな穴を開けるだけで行える、手術の傷を小さくしてあげたいという外科医の思いを可能にした、素晴らしい手術です。少ない痛みで、外科手術と同様の効果を得られる可能性のあるこの手術に、私は魅せられました。

手術の工程は、目で見て、切ったり、縫合したり、血管を切ったり、摘出したりすること。この患部を「目で見る」ことを、内視鏡による画像に変えることで、大きな切開をなくし、穴を通して鉗子《かんし》で手術できるようになったのです。

当時のＣＣＤカメラの進歩は目覚ましく、一気に肉眼を超える精細な画像が提示できるようになりました。現在はさらに進歩しています。

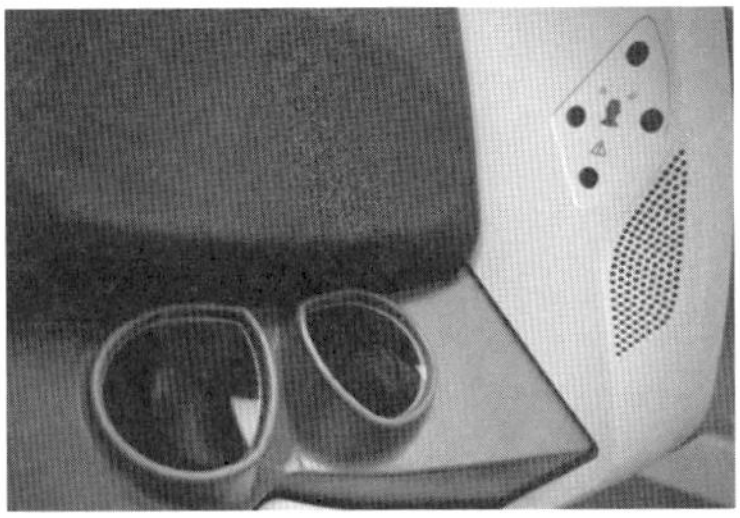

両眼視による立体画像手術。あたかもお腹の中に頭を直接突っ込んだかのごとく立体的に見える

ただ、腹壁の穴に長い鉗子を通し、手術するその技術は、鉗子の先端がてこの原理で複雑に動いてしまうため難しく、修得に時間がかかりました。それゆえ導入初期は、胆のうを取る手術や虫垂炎（盲腸）など、比較的簡単な手術が中心でした。

やがて道具が進歩し、外科医自身も繊細な操作を身につけ、がんなどの悪性疾患にも内視鏡手術が導入されるようになりました。それでも、外科医の技術による手術成績の違いが少なからずあり、教育やトレーニングで習熟させるよりありませんでした。アメリカではこの問題に対処するため、いち早くロボットの利用を取り入れたのです。

手術支援ロボットの開発

90年代半ばには、外科領域の手術支援ロボットとして、医師がカメラを音声でコントロールするロボットが登場し、ブレの少ない安定した視野の中で手術ができるようになりました。しかし操作は煩雑で、音声でロボットに指示するよりも、助手に手術部位の範囲を出してもらう方が楽だったので、あまり普及しませんでした。

その後、ロボットアーム技術を駆使し、手術操作を電気信号に変え、機械式アームで手術を行う技術が開発されました。この技術は湾岸戦争中、最前線で負傷した兵士の治療を遠隔で行うため、アメリカが軍事目的で開発したものですが、戦争終了後、民間に開発が委ねられ、完成しました。

私は１９９７年頃、アメリカの開発会社でその試作品を見せていただく機会を得ました。このとき見学したロボットは、内視鏡手術の中でも最も難しい、心臓手術の血管を縫い合わせる手術用に開発されていました。医師が手術台の横に立つのではなく、コンソール（操作卓）にすわって遠隔操作する、という発想にも驚かされましたが、ロボットのアームが術者の直観どおりに動く、その操作性と精度にも驚愕《きょうがく》しました。

ロボットというと、鉄腕アトムのように自分で勝手に動くものを想像されるかもしれませんが、少し異なります。アームはあくまで、執刀医の手の代わりに、指示に従いお腹の中で動きます。しかしこれによって、通常の内視鏡手術では実現しなかった、関節のある鉗子を意図通りに動かす、ということができるようになりました。

日本におけるロボット手術の広がり

現在、日本に導入されている手術支援ロボットの主流は、「ダビンチ」です。ダビンチは、２０００年にアメリカ食品医薬品局（ＦＤＡ）の医療機器認証の承認を受け、実際の手術で使用できるようになりました。日本にもその数年後に輸入され、治験を経て09年に薬事承認、12年には泌尿器科領域での前立腺全摘術が

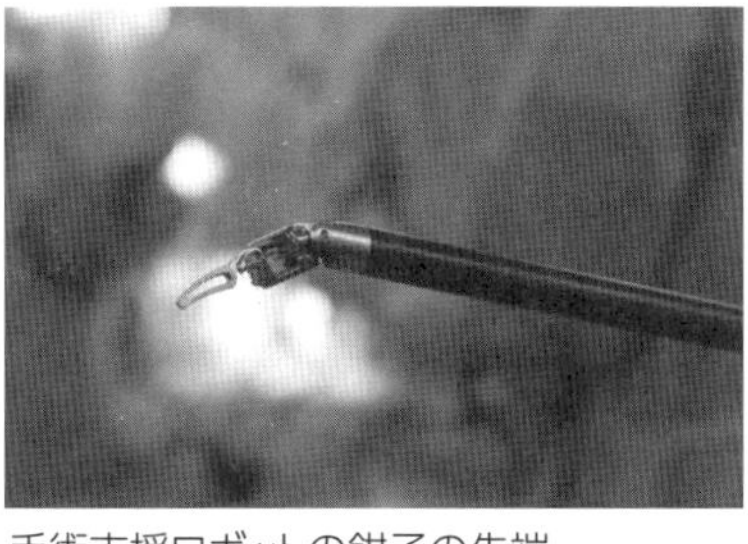

手術支援ロボットの鉗子の先端。
屈曲するため、繊細な操作が可能

保険適用となったことをきっかけに、各病院で導入が進みました。

ダビンチは、患者さんのそばにあるロボットアームと、医師がすわって操作を行うコンソールとに分かれています。お腹に入れた内視鏡は両目で見ているかのごとく、2つ並んでカメラがついています。コンソールの中では左右に映像が見えるため、臓器を立体的に見ることができ、まるでお腹の中に直接頭を入れたかのようです。

アームの操作をするときには、親指と中指でピンセットをつかむような感覚で操作することができるので、医師は直接患者の体内に手を入れているかのように、直観的に手術することができます。ただし、本来あるはずの触覚がないので、画面からそれを読み取り、組織を損傷しないよう注意しなくてはなりません。

現在のダビンチには、より複雑な操作ができるよう、左右2本の鉗子に加えて、開発当時よりもうひとつアームが増えています。医師はこれをペダルで切り替えるのですが、この操作にはトレーニングが必要です。

外科医がこのロボットを手術で使用するためには、体に操作を覚え込ませる、トレーニングの受講が必須となっています。

ダビンチは現在、さまざまな手術で使用されています。

前立腺を全摘する手術では、骨盤に囲まれた前立腺を、尿道を切って摘出し、尿道をまた縫い合わせます。お腹の中での縫合は、腹腔鏡手術ではかなりの熟練

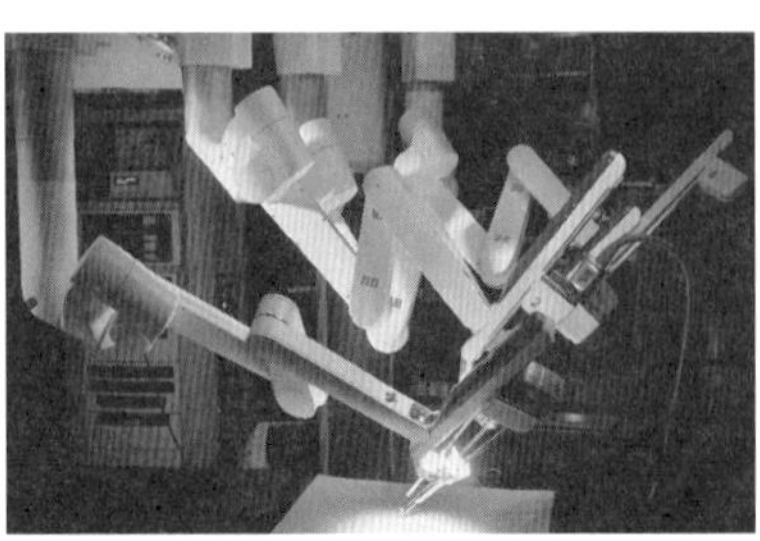

ダビンチ本体のアーム。
4本のアームで手術をする

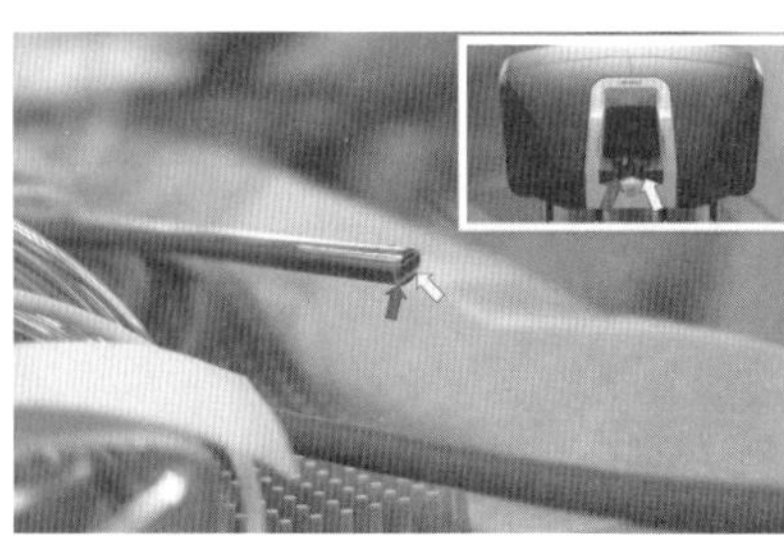

お腹の中に入れるカメラも、2つの目があり、
コンソールの両目に対応している

が必要でしたが、ロボット支援では摘出が簡単で、特に尿道の縫合にはかなりのメリットが見いだされました。

胃がん領域では、ロボット支援手術のメリットを検討するために臨床試験が実施され、ロボット支援下で安全性が高まる可能性が示されました。18年には胃がんのみならず、直腸がん、肺がんなど12件の手術が保険で実施できるようになり、多くの病院でロボット手術の導入が進んでいます。

私は、消化器外科の中でも主に胃がん手術を担当していますので、手術をする立場として、このロボット支援手術のすばらしさを実感しています。何よりも、これまでの内視鏡手術と比べて、繊細な操作ができることが第一ですが、開腹手術と比べて出血が少なく、安定した成績が出せることもメリットです。デメリットは、触覚が内視鏡手術よりさらに乏しくなったことです。アームの力加減をモニターから読み取るしかないため、思わぬ損傷をきたす可能性が常にあり、油断できないストレスを感じるときもあります。

進化し続けるロボット手術の魅力

ロボット手術の一番の魅力は、医師の操作を電気信号に変えるところにあります。手術では細かな作業を行うとき手先のブレが生じますが、ロボット手術で操作を電気信号に変えるときには、ブレを反映させない仕組みがあるため、慣れていない医師でも、震えのない、安定した手術を行うことができます。

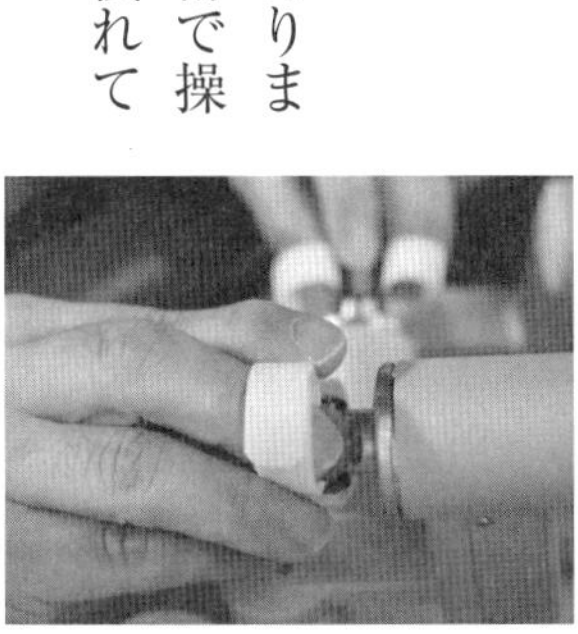

ダビンチコンソールのマニュプレーター。
手先の細かなブレは伝えず、
的確な手術を行える

さらに、長距離からの遠隔手術も可能です。たとえば私が名古屋の大学にいながら、北海道や沖縄などの遠隔地で手術を行うことが可能です。実際01年には、ニューヨークとパリとを結んで胆のうを摘出した「リンドバーグ手術」も行われ、成功しています。もちろんタイムラグなどの問題はありますが、宇宙ステーションと地球を結んで手術を行うことも、理論的には可能になってきています。

ダビンチは、さまざまな開発を経て進化しています。

現在の最新機種である第4世代のダビンチXiは、アームが細くなり、操作性が大きく向上したことに加え、手術用の鉗子のバリエーションも増えています。手術には、出血させずに切開するための電気メスや超音波メスなどが必要ですが、ロボットもこれらが使えるようになってきています。

近年では、CTなど画像診断装置も発展し、手術中に画像を参照することが多くなってきています。血管がどう走っているかCT画像を確認しながら手術を行うことがありますが、ロボット支援手術では、血管走行画像を手術の画面に組み合わせて行う「ナビゲーション手術」が可能です。さらに、手術中、病変確認のために口から胃の中に入れた内視鏡画像とも組み合わせることもできるため、術者は手術に集中しながら、さまざまな情報をリアルタイムに受け取ることが可能です。

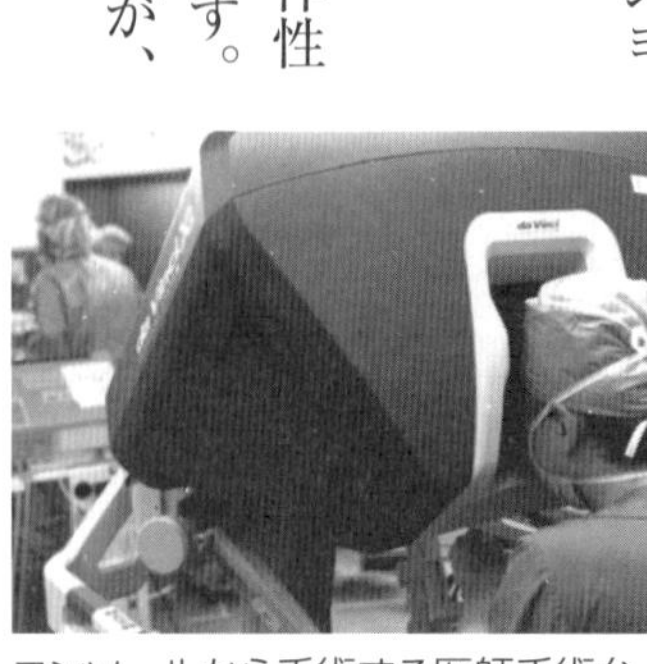
コンソールから手術する医師手術台とはケーブルで連結するため、遠く離れた海外からでも手術は可能

手術教育も大きく変わっていくでしょう。

現在の手術は高度に専門化しているため、一人の外科医を育成するのに、長い時間と経験が必要となります。これまでは、執刀医の助手として手術に立ち合い、経験を積む職人型教育が行われてきました。一定の効果は得られるのですが、養成に時間がかかることが問題のひとつでした。

ダビンチでは、コンソールを2つ用意すれば、スイッチひとつで切り替えることが可能です。若い医師にはできる範囲の部位を手術してもらい、難しいところや手に負えないところはベテランの外科医に切り替えて行うなど、飛行機のパイロットの養成のような、経験に応じた指導も可能となりました。早くから執刀医の立場で経験を積むことができるため、短期的な上達が可能で、教育効率が上がると期待されています。

ロボット手術の問題点とこれから

内視鏡手術が導入された当初もそうでしたが、医療コストの増大が問題点といえます。これまで技術のみで行ってきたことに機械を用いれば、当然コストはアップします。ある程度は仕方のないことですが、問題は機械の多くが輸入製品であることです。

医療費がひっ迫する中、国内でお金が循環するのであればいいのですが、海外に流れていくことはひとつの問題と考えられます。現在、日本の企業も手術支援ロボットの開発を急いでいますが、技術の多くが特許などで押さえられており、

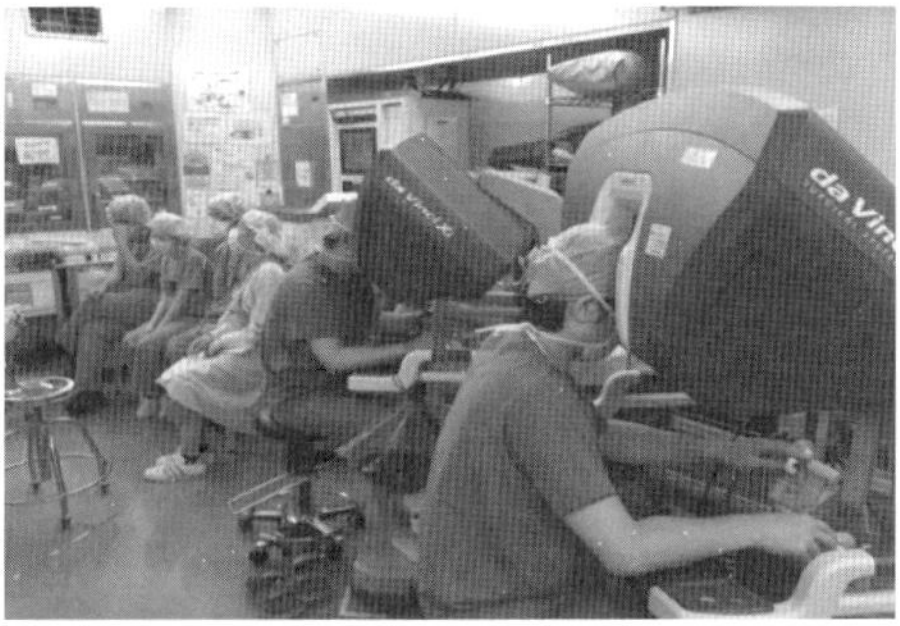

2つのコンソールを用いた術者の育成。あたかも飛行機の操縦士と副操縦士のごとく、平時は若手執刀医が、難しい部分ではベテラン執刀医が、責任をもって手術を行うことで安定した手術を提供できる

開発コストがかさむことが予想できます。日本製のよい製品が開発され、海外で活躍する日が切望されます。

ロボット支援手術は、いずれ外科医の手を離れ、ＡＩ技術を駆使した全自動手術に変わっていくでしょう。50年以上前に見た、未来の手術室の姿に間違いなく近づいてきています。

夢がなければ、開発は始まらず、実現もありません。高齢化社会の入り口に立つ我々は、夢のような世界が具現化されるのを眺めてきました。若い世代が夢を見続け、創造できる環境を作ることも、私たちの大事な仕事です。

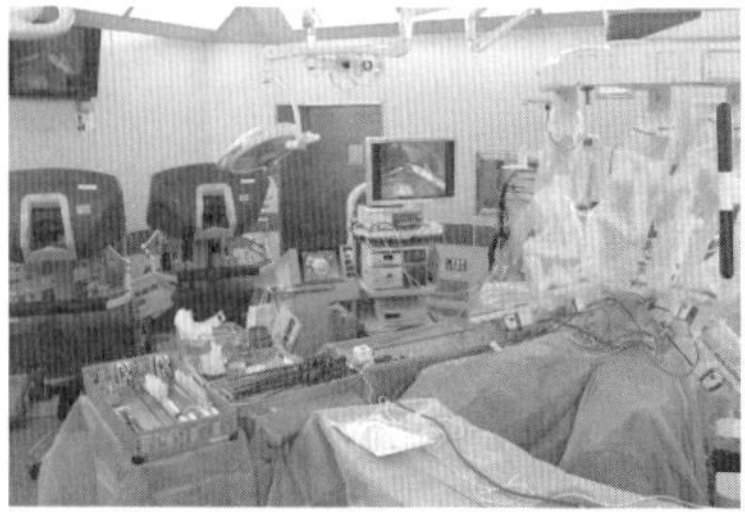

夢の手術を可能にした、ダビンチの全体像。
ロボット支援手術のさらなる発展が期待されます

コラム
Column 3

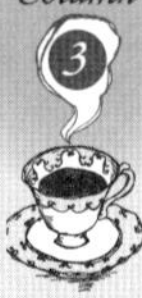

名市大ってどんなところ?
開学70周年と人の絆

大学事務局　三宅 正嗣

名市大は、医学部と薬学部による大学として1950年に生まれ、現在は7学部7研究科からなる総合大学となっています。

前身校を含めると、明治から令和までの５つの時代で歴史を積み上げ、2020年には開学70周年を迎えました。この節目に、「明るい未来へ、七色の架け橋 ～名市大の果てしなき挑戦～」をコンセプトとして記念事業に取り組んでおり、今後の夢ある未来に向かって、歩みを進めています。このような歴史の中、名市大からは、多くの学生が社会の第一線へと巣立ち、多様な教職員が運営に携わってきました。その“絆の力”には並々ならぬものがあると自負しています。

ひとつの象徴的な例として、開学65周年の折に、現役学生、教職員、OB･OGとその家族、さらには聴衆を含めた約2千人が、海外から招いたソリストらとともに一丸となってつくり上げた、ベートーヴェンの交響曲「第9」の記念演奏会が挙げられます。長期間にわたり準備を重ねた「歓喜の歌」の合唱が、会場の愛知県芸術劇場に響きわたる様は、荘厳で、“名市大の一体感”が感じられました。

この「歓喜の歌」の歌詞には、“友人や愛する人のいる人生の素晴らしさ”などの意味が込められているそうです。多くの人にとって、名市大ひいてはすべての大学が、友人や愛する人との絆を深め、人生の素晴らしさを実感できる場となることを切に願っています。

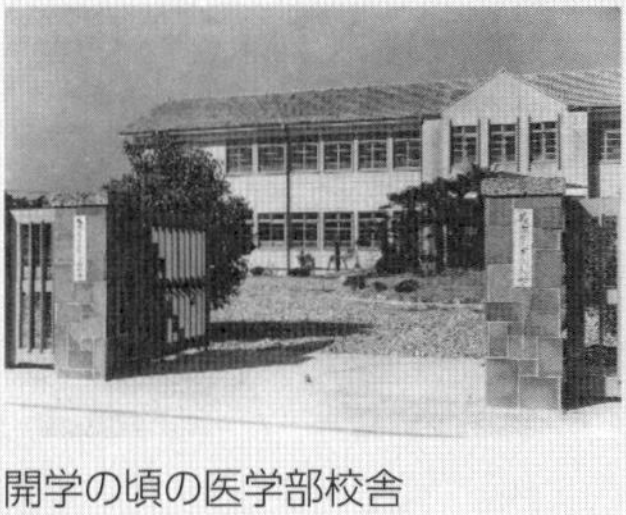

開学の頃の医学部校舎

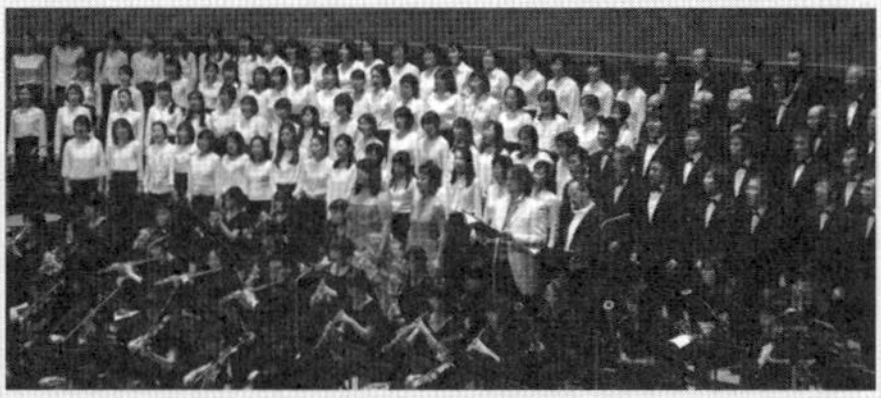

年の暮れを締めくくるにふさわしい
「第9」の音色が響きわたりました

人生のバトンを後世に渡すために
―健やかな〝修活〟のすすめ―

医学研究科地域医療教育学　教授　赤津 裕康

人生をどう終えたいか、考え準備する「人生会議」と「終活」。現在のそのあり方と問題点を紹介し、そのために今からできる〝修活〟をご提案します。

人生会議と終活

「人生会議」という言葉をご存じでしょうか？

人生の最終段階における医療や介護ケアをどう「受ける」かの希望は、十人十色です。あえて「受ける」と記載したのは、最終段階では「選べない」方が多いからです。

しかし本来、医療やケアは受動的に「受ける」ものではなく、自らが主体的に「選ぶ」ものです。そこで、「選べない」状況になる前に、自分の希望を叶《かな》えるため、家族や医療・介護チームとくり返し話し合って選んでおきましょう、という取り組みを「ＡＣＰ」と呼びます。アドバンス（Advance：前もって）・ケア（Care：

【人生会議／ＡＣＰ】
どのような介護・医療を望むのか、また意思表示ができなくなり、予想外の事態となったときの意思決定を誰に託すかという事前指示（アドバンス・ディレクティブ）に関して、患者さんを中心に、家族や友人、医療・介護者がくり返し行い、患者さんの意思決定をする話し合いのこと。ACPでは一般的に馴染まないとのことで、愛称として「人生会議」と命名された。

医療や介護を）・プランニング（Planning：立案・選択）の略称です。厚生労働省が２０１８年、この話し合いをよりわかりやすい言葉で呼ぼう、と提案した愛称が「人生会議」です。

似た言葉に「終活」があります。「終活」は人生を終えるための活動です。「就活」と音が同じで、避けられがちな人生を終える活動に積極的に向かい合うという意味でインパクトがあり、広まったのだと思います。

最近では終活を支援する民間団体やＮＰＯ法人などもできていますし、それをスムーズに進めるための〝エンディングノート〟も書店に並んでいます。

終活や人生会議はいつすればいいのか

終活や人生会議を「いつ（から）やるか」…。早いに越したことはありません（今でしょ？）。しかし、その後の人生で状況が変わる場合も多々あります。

退職前後から終活を始める方も多いでしょう。遺産や持ち物、住居、年金・預貯金、相続、葬式、お墓などをどのように整理するか、〝手続き的〟なこともたくさんあります。残される遺族にも関係することなので、お子さんにも伝えるべきでしょう。

この終活には、人生を終えるまでの医療やケアについて希望を託すことも重要です。エンディングノートなどにも記入欄がありますが、医療者の目線からすると、「〇〇に陥ったら」「〇〇のような症状になったら」と具体的な状況について書く欄が少なく、あとからの書き換えができないことが課題だと感じます。

平均寿命が延び、日本は世界トップクラスの長寿国になりました。しかし、最後の10年くらいは、誰かに面倒を見てもらわないといけない状況の高齢者が多くなります。

ピンピンコロリとあの世に逝《い》けるのが、誰もの望みだと思います。要介護状態になる時期をできるだけ先送り（健康寿命を延伸）し、その前に終活を終えておく必要があります。その一環として人生会議を行い、どのように幕引きしたいか、決めておくことも大切です。

要介護状態になっても、本人が正しく意思表示できる状況ならば、人生会議や決定事項の書き換えは可能でしょう。しかし、脳血管障害や認知症で判断力が低下し、正しい自己決定や意思表示ができなくなると、問題です。

人生会議の意義

私がこれまで最期まで診せていただいた脳血管障害や認知症末期の方々は、ご本人の希望が不明な方が大半でした。意思表示があっても、周囲の家族や後見人の間で、十分な情報共有がなされていませんでした。一生懸命お見舞いに来られ、面倒を見ていたご長男夫婦が、本人の意思を聞いて方向性を固めていたのに、遠方に嫁がれたご長女が突然やってきて方針を覆す…そんなことも、何度も経験しました。このような場合われわれ医療者は、ご本人の意思よりも、ご家族の意向に従うことになります。

人生会議は、ご本人の意思を実現するためのものです。厚生労働省の検討会は、過去に「人生の最終段階の決定プロセスに関するガイドライン」[※1]を発表しており、18年には改訂版が出されました。

改訂版では、介護従事者を含めた医療・ケアチームが、その時々の本人の心身の状況の変化に応じて、医療・ケアの方針や、どのような生き方を望むかなどを、日頃からくり返し話し合うことが重要だと強調されています。また、家族や親しい友人と医療・ケアチームとで、その内容を文書として随時共有すること、意思が伝えられなくなったときの代理人を決めておくことの重要性も強調されました。これは、先ほどの「遠くにいる娘」が本人の意向をも変えてしまう事態を避けるためでもあります。

認知症でなくても、高齢者はこのような話し合いで、自分の意見をしっかり主張できないことがあります。話し合いでどれだけ本人の望みを叶えられるかが、医療・介護者の力の見せ所であり、その責任はわれわれにかかっています。このときに、エンディングノートの弱点を補うことも可能です。

※1 **「人生の最終段階の決定プロセスに関するガイドライン」** くわしくは厚生労働省のホームページ https://www.mhlw.go.jp/stf/houdou/0000197665.html 参照。

遺族を犯罪者にしてしまわないためにも

人生会議は「口約束」だけで終わってはいけません。

親ひとり、子ひとりの2人世帯で、親が以前から「口から食べられなくなったらもういいから」と言っていたとします。子は自宅での介護に疲れてしまい、その通りに介護放棄して、親は自宅で亡くなりました。この場合、子が罪に問われる可能性があります。

刑法２１８条には「保護責任者が老年者・幼年者・身体障がい者・病人の生存に必要な保護をしなかった場合、３ヶ月以上５年以下の懲役に処する」という一文があります。扶助の必要な者を保護されない状態におくことは、たとえそれが本人の希望であったとしても、罪になるのです。

こうなる前の段階で、医療・ケアチームや公共の福祉関係者と相談し、必要に応じて人生会議を開催して、本人の証言を証明できる書面を作成することが大切です。ただし、人生会議で記録された文書や代理人については、現時点では厳密な法的裏づけがないので要注意。自らが不要と思われる治療を拒否できる法的な書面は、「尊厳死宣言公正証書」[※2]のみですので、これの作成についても人生会議で検討するとよいかもしれません（しかし、必須事項でも会議の目的でもありません）。

しかし、カルテ（診療録）は、医師法に基づいて医師が作成する公的な文書です。人生会議の内容、決定事項、代理人がカルテにしっかり記載できている場合は、法的意味があると思われます。

※2 尊厳死宣言公正証書
あなたが本心から尊厳死を望んでいたことを、公証人がきちんと確認したことを公的に証明してくれるもの。事実を証明する公正証書で、あなたの真意をご遺族やご親族にきちんと伝える方法としては、最も信頼できる方法といえます。
　正式な遺言書同様、公証人法等で定められている公証制度（http://www.moj.go.jp/MINJI/minji30.html）に基づいて、公証人に作成を依頼します。くわしくは、全国に300ほど設置されている公証役場に問い合わせをされることをお勧めします。

口から食事が摂れなくなったらどうしますか？

エンディングノートに、具体的な状況について書く欄が不足していると前述しましたが、たとえば食事の観点からはどうか、見ていきましょう。

認知症末期の方は、発症から5〜10年でご家族の顔もわからなくなり、足腰がおぼつかなく、口からの食事もままならない状況になります。人生の最終段階でひとつの節目は、この〝口から食事が摂れなくなったとき〟の対応です。嚥下《えんげ》機能が低下すると、食事のたびにむせ込み、自力では食べられません。施設や病院では職員がその介助をしますが、専門職員にとってもストレスの多い、責任重大な業務です。

むせ込みから肺炎になることもあります。この段階で、口を介さない人工的な栄養管理を行わなければ、1ヶ月前後水分だけ摂取させても、数か月後には命の火が消えてしまいます。

認知症末期でも心臓が元気なら、的確な人工栄養管理をすれば、年単位で余命を延ばせます。胃ろう[※3]などで栄養管理を行えば2、3年、長ければ5年以上。寝たきりで、家族の顔もわからず、言葉を発することもできない状態になりますが、現在の医学では延命が可能です。ただ、それがご本人の希望であったかは、推し量ることができませんが。

※3 胃ろう
胃に通じる小さな穴をお腹の壁に開けて、胃の中に直接流動食を入れられるようにすること。

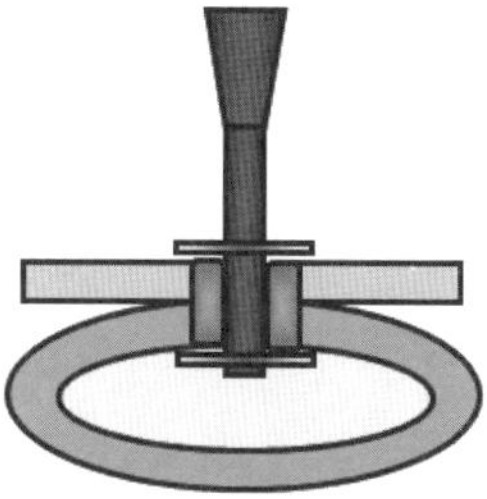

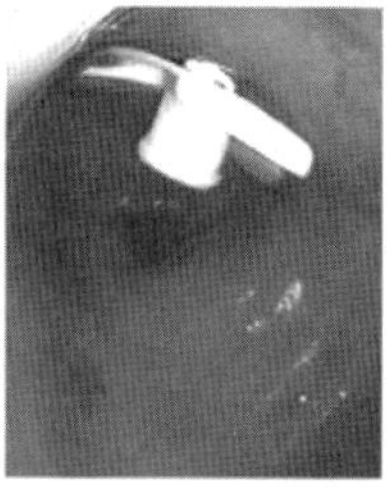

胃ろうのイメージ図と
胃ろうを造った胃の中のチューブ

①ご自身が食べられなくなったら、どのような選択をしますか？

自分の場合はいかなる人工栄養も望まない、という方が多いのではないでしょうか。ただ、介護者に負担をかけてまで、口から食事を摂ることにこだわりますか？　それも不可能となった場合まで、考えてください。

地域の高齢の方に同様のお話をした前後の回答結果が、記事末にあります。途中で帰られた方もいたため、全体数が減っていますが、介護者の負担などについてお話しした後は、結果が変わっています。

②ご家族が食べられなくなったら、どうしますか？

この場合は、何らかの人工栄養管理を選ばれるのではないでしょうか。

自分の場合とは異なるのは、ご家族への〝想い〟があるからではないでしょうか。しかしさらに踏み込んで、〝ご家族の思い〟にも想いを馳せる必要があります。

親と自分、同じ〝ヒト〟の人生なのに、なぜ判断が異なるのでしょうか。本人（親）の意思が不明なときは、自分の視点で判断せざるを得ません。〝医学的な最善〟〝できるだけの治療・処置〟に向かうことで〝ああしておけばよかった〟という後悔や、自分を責めない、責められないような選択をしてしまいがちです。これは「ひと」として当然です。

しかし、これが本当に本人（親）の望んでいたことなのか―。もちろん、簡単に選ぶことはできません。ここではやはり、人生会議で本人の意思がはっきりわかっていれば、悩むことなく本人の意思を尊重できると思います。

【腸を使うか点滴か】

人工的に栄養をどう摂るか…。医学的には、胃腸が元気なら胃腸を使ってあげるのが健全。

腸を使う方法としては、胃ろうのほかに、鼻から長いチューブを胃まで入れる「経鼻チューブ」があるが、本人にとってはつらい状況になる。高齢者の人工栄養は1990年頃まで経鼻チューブだったが、その後胃ろうが日本に紹介され、急増。しかし2010年頃からは延命的なイメージが強くなり、避けられるようになった。

点滴では、血管に直接細いチューブを差し込んで、栄養を入れる。チューブの先を心臓に近い血管まで入れれば、必要な栄養をほぼ全て投与することが可能。現在は高カロリー輸液をこのように点滴することが増え、何年も生存させることが可能だが、高額な薬剤を使い続けることになる。

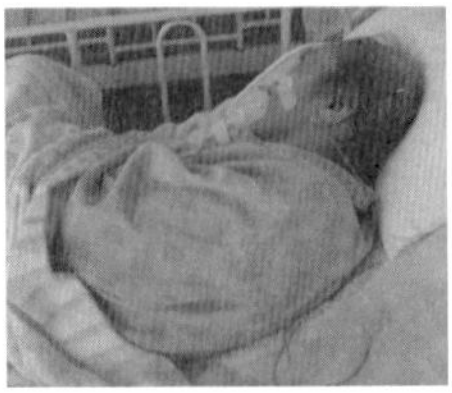

鼻チューブ挿入で
栄養管理中の高齢者

人生会議に加えていただきたい議題

ヒトが生まれて死んでいく意味、生きる意味は人それぞれ。生物学的には、子孫を残すことも大事な目的です。偉業をなして、今の社会や後世に貢献することも重要な目標です。思いどおりにならないこともありますが、それでもそれぞれが大切な人生です。

今の情報化社会になって、誰もが平等に〝生きた意味〟を後世に残す方法があります。自分の生物情報を残すことです。パーソナル（個人の）ヘルス（健康状態）レコード（記録）といわれています。

これは、存命中の医学的に意味のある情報を、今後の医学研究に役立てるために残すこと。具体的には、どんな病気にかかり、どのように治療を受け、検査結果はどんな値であったか、などです。さらに現在は、個々人の全遺伝子解析も困難ではなく、全遺伝子情報を残すことも不可能ではありません。

亡くなった後に行われる病理解剖も、死因を特定し、医者が行った診断や治療が正しかったかを知るうえで、非常に重要です。臨床医にとっては、最後に患者さんから教えてもらえる、貴重で崇高な情報です。場合によっては、生前のご本人もしくはご遺族に了解をいただき、研究目的で最新の分析・解析技術を用いる場合もあります。

認知症の最先端の研究では、これが実際に行われています。日本をはじめ世界の国々にブレインバンク（死後、脳を医学研究に用いるために凍結保存する）体制が構築され、認知症をきたす病気の原因解明に大きく貢献しています。

臓器移植やアイバンク、腎バンクでの献体や、医学生などの解剖実習への献体も、死後に行える崇高な社会貢献です。このように、死後も後世の人類へ貢献することができます。

このような話は、積極的に情報収集をしないと知り得ないことでしょう。これらの情報の提供も、われわれ医療者が行うべき責務です。実際、地域の高齢者の方に同様のお話をすると、皆さんの意識が多少変わりました（記事末グラフ）。

いずれも、基本的には生きているうちに決めておく必要があります。貴重な個人情報なので、本人の意思での決定が必要になります。残念ながら、現在の人生会議では、なかなかここまで踏み込んで話し合われません。

しかし生前・死後の情報は、医学研究にとって、かつてなく重要度が増しています。今後の人類の重要な医学的テーマである「加齢に伴う病気の原因究明」、「老化予防」、「健康寿命の延伸」が、これまでの方法論では太刀打ちできないものだからです。

情報提供やその管理体制、受け皿などの体制作りもまだまだ十分ではありませんが、人生会議でも今後、生前の医学的情報の扱いや、解剖の可否について話し合うことが重要だと思います。

今日から始める〝修活〟

人生を最期まで希望どおりに全うすることは、たやすいことではありません。そのために「今からする」こと。それが、運動や食事への配慮、検診の受診、規則正しい生活です。

後回しとなりがちで、お金をかけにくいことですが、サボっていると知らない間に動脈硬化が進み、筋肉が萎縮し、要介護状態に陥り、介護・医療費用がかさむ結果になります。先行投資としてケチらずに、体の管理にお金をかけた方が、後々の医療・介護費が抑えられ、結果的に安上がりになるはずです。

若いときから健康管理に投資し、早めの終活として、亡くなった後の自分の情報や遺体の扱いも、人生会議でしっかり話し合いをして決めておくとよいでしょう。気持ちや状況が変わるたびに見直しと書き換えをして、できるだけ多くの家族（遠方の親戚まで）や知り合いにその意向を伝えておくことも大事です。

〝人生を終える〟のではなく、〝後世に人生のバトンを渡す〟気持ちで、自分の人生を今から日々修めていきましょう。同じ音でもじって「修活」という言葉を造ってみたのですが、いかがでしょうか。当て字として表題にも使ってみました。

死ぬために生きているわけではありませんが、常に自分の人生を日々、前向きに修めることを頭の片隅に置いて、健やかに過ごせればと思います。

医学生教育のための解剖献体に同意しますか？（回答者29名⇒26名）

▶回答者が前後で3名減ったが、講演後は協力的な意見が増えた。

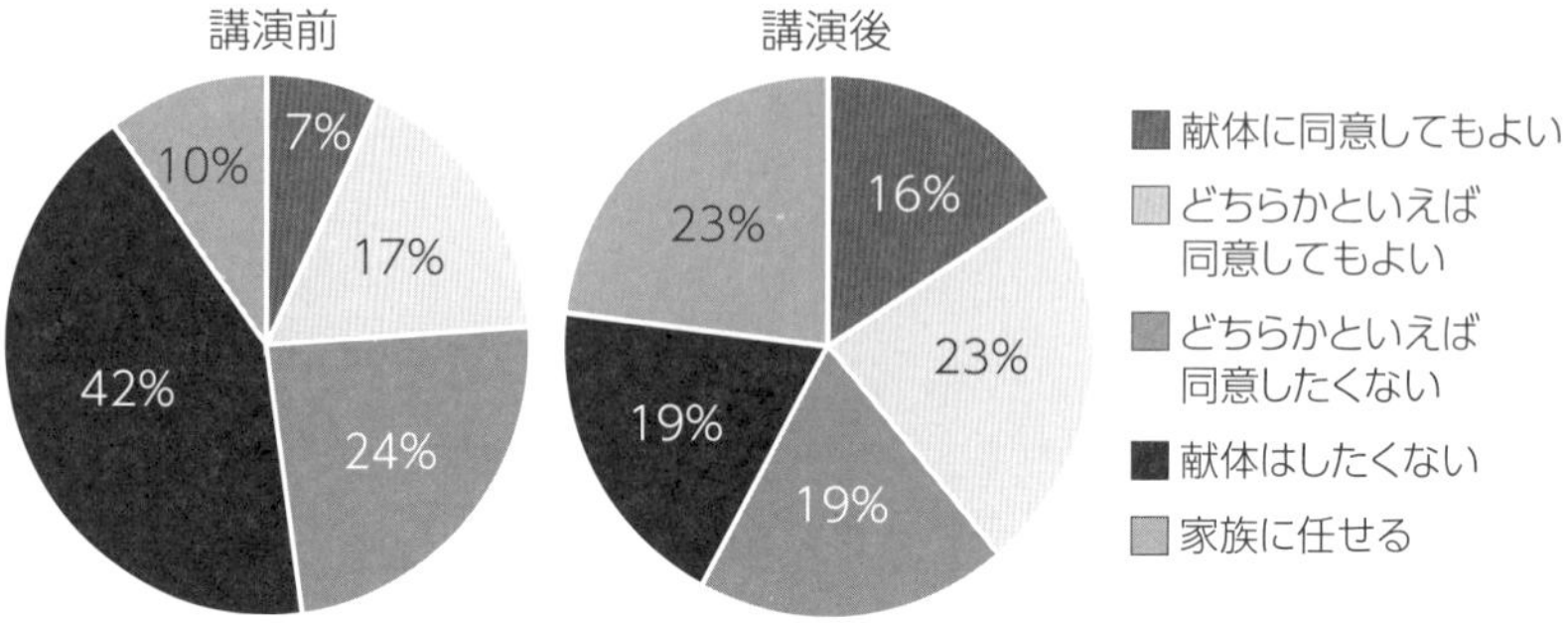

病理解剖についてどのようにお考えですか？（回答者28名⇒22名）

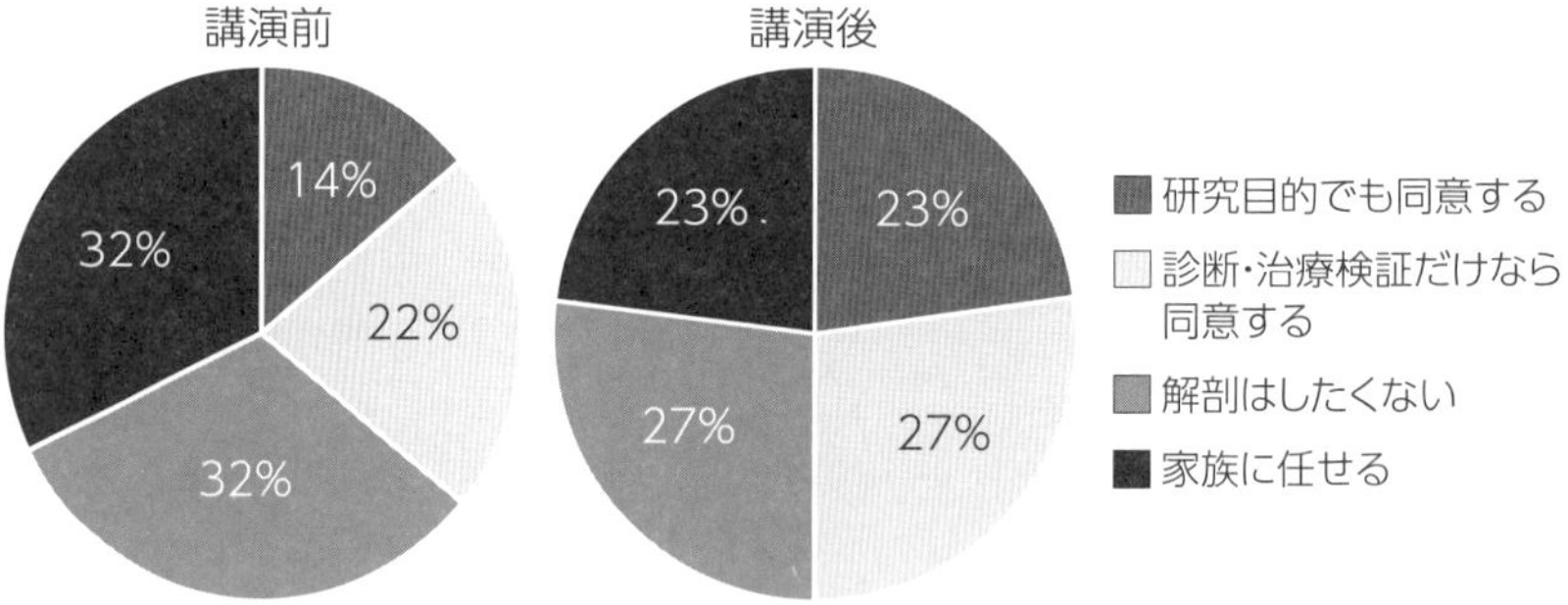

高齢者の意見が講演の前後でどう変わったか

誤嚥や窒息の可能性があっても最期まで口から食べたいですか?（回答者34名⇒29名）

▶回答者が前後で5名減ったが、最期まで口から食べるこだわりは薄くなった印象。

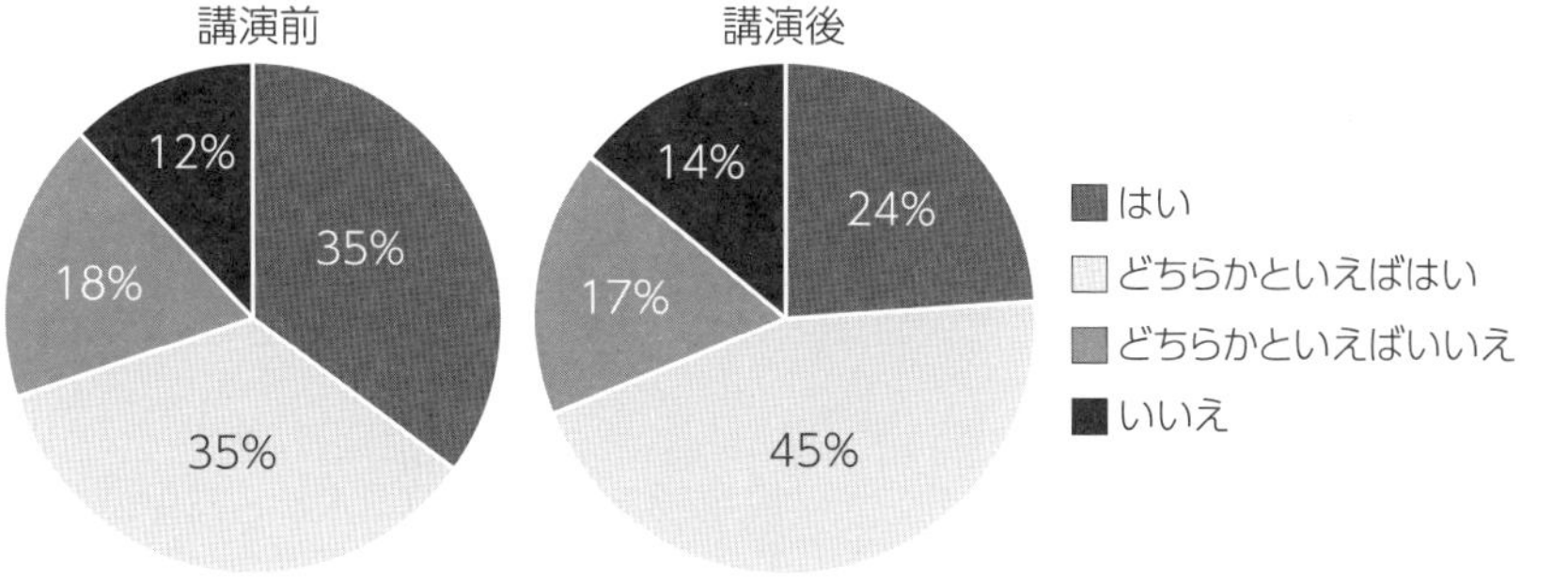

ご自身の情報の提供についてどのようにお考えですか?（回答者30名⇒26名）

▶回答者が前後で4名減ったが、講演後は協力的な意見が増えた。

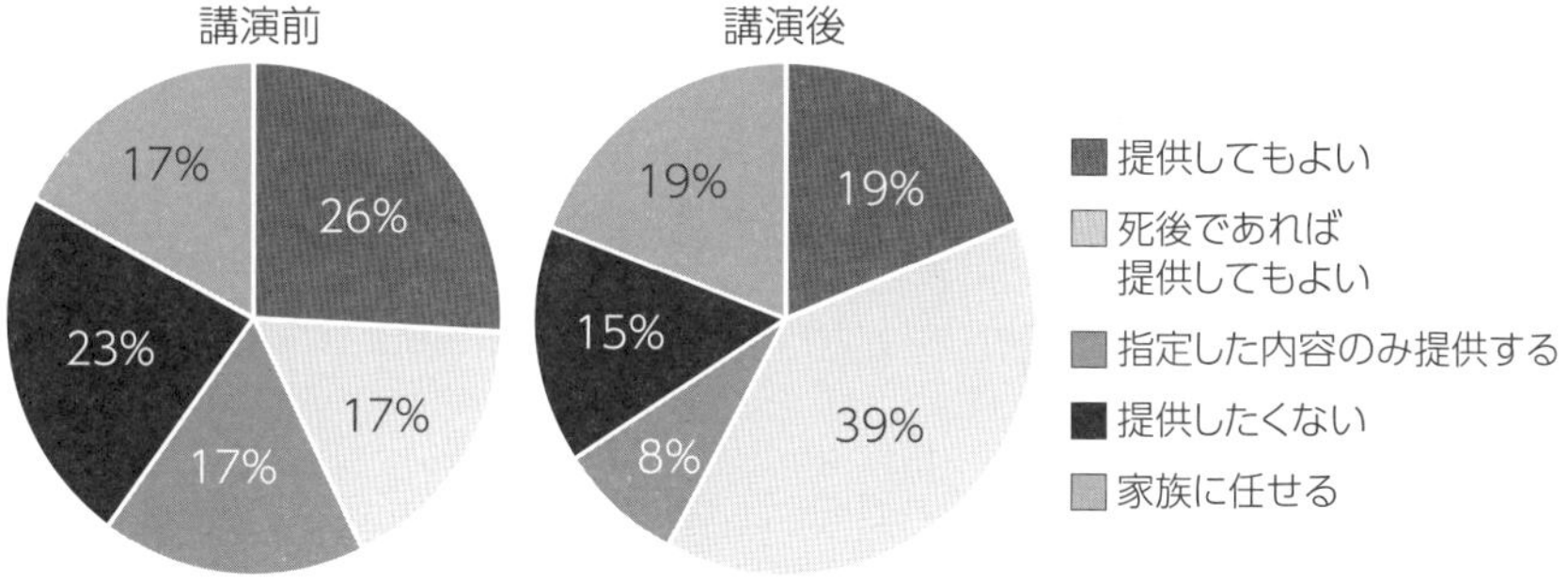

臓器移植に協力したいと思いますか?（回答者27名⇒26名）

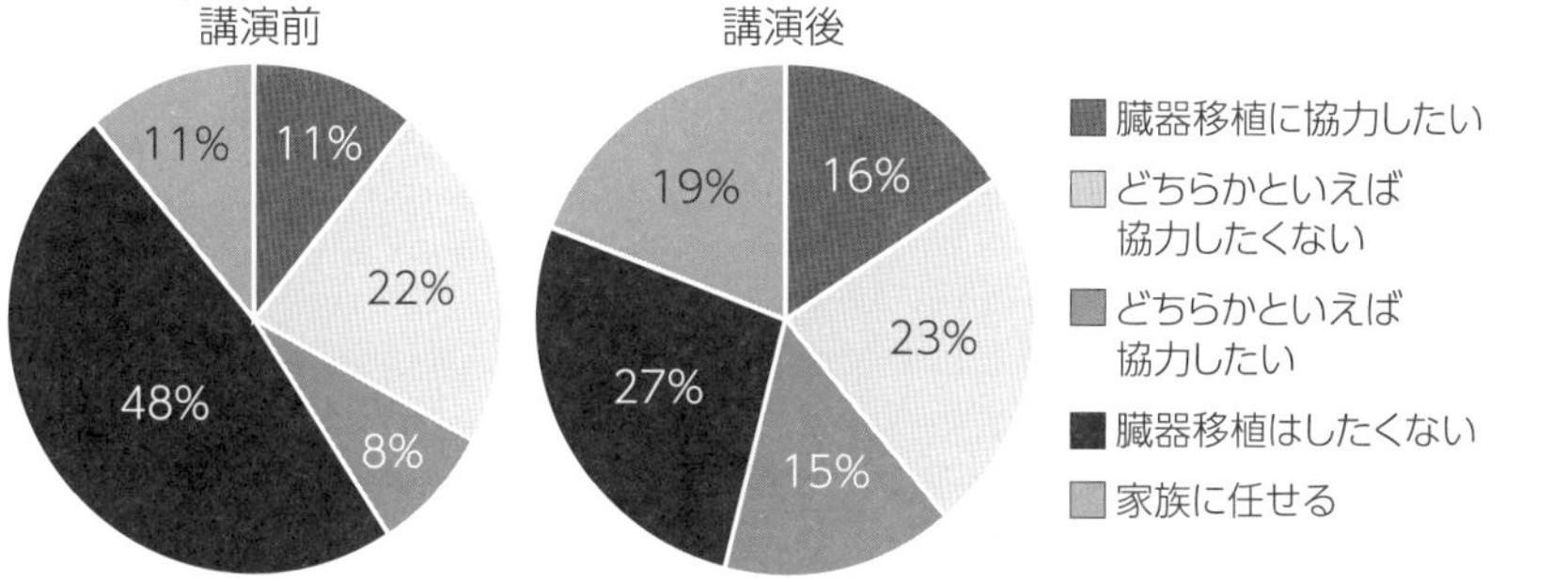

執筆者プロフィール

郡 健二郎 こおり けんじろう

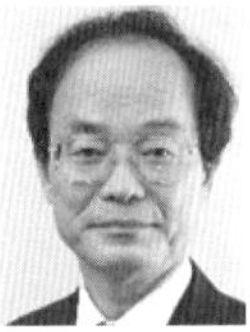

1973年大阪大学医学部卒業。1993年名古屋市立大学医学部教授、病院長、医学研究科長・医学部長を経て、2014年より理事長・学長。
専門は、泌尿器科学、尿路結石。
中日新聞社中日文化賞、紫綬褒章などを受章。

大手 信之 おおて のぶゆき

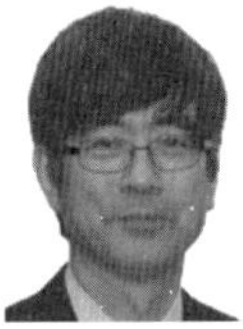

1981年名古屋市立大学医学部卒業。2013年より名古屋市立大学医学部教授。
専門は、臨床心臓病学、循環力学、超音波医学。
日本心エコー図学会教育功績賞を受賞。

小嶋 正義 こじま まさよし

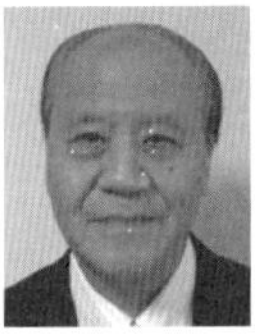

1984年名古屋市立大学医学部卒業。1998年菰野厚生病院内科、診療部長、副院長を経て、2014年より院長。
専門は、循環器内科、高血圧。
論文にJ Hypertens 28: 2323, 2010, Nephrol Dial Transpl 28: 1802, 2013。

濱野 高行 はまの たかゆき

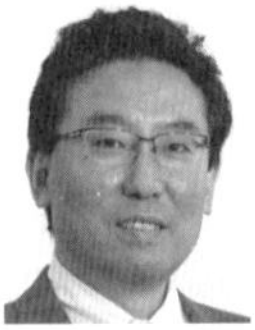

1998年大阪大学医学部卒業。2015年大阪大学医学部寄附講座准教授を経て、2019年より名古屋市立大学医学部教授。
専門は、慢性腎臓病に伴う骨ミネラル代謝異常、腎性貧血。
日本腎臓学会大島賞を受賞。

大村 眞弘 おおむら まさひろ

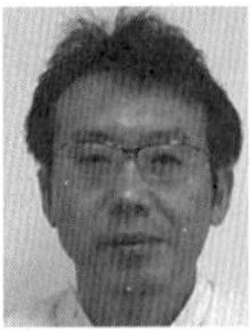

1994年福井医科大学医学部卒業。2011年名古屋市立東部医療センターを経て、2015年より名古屋市立大学医学部助教、2018年より講師。
専門は、虚血性脳卒中、神経内科。

西川 祐介 にしかわ ゆうすけ

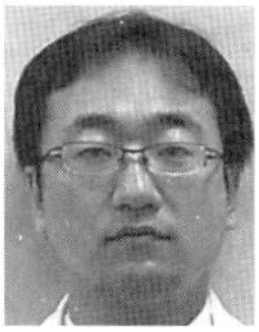

2003年名古屋市立大学大学院医学研究科修了。2008年国立循環器病研究センターを経て、2010年より名古屋市立大学医学部助教。
専門は、脳血管障害の外科治療と脳血管内治療。
著作に『血栓回収療法』など。

松川 則之 まつかわ のりゆき

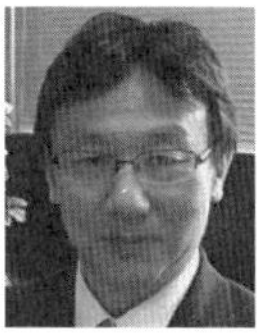

1988年名古屋市立大学医学部卒業。2013年名古屋市立大学医学部教授、2019年より副病院長（教育担当兼務）。
専門は、神経内科、分子生物学。
認知症診断システムを開発(特開2017-075231)。

野崎 実穂 のざき みほ

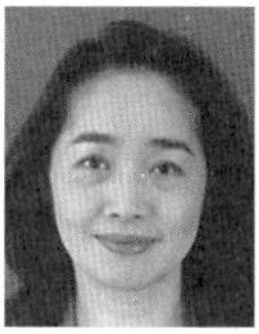

1993年名古屋市立大学医学部卒業。2004年米国ケンタッキー大学フェローを経て、2006年より名古屋市立大学医学部講師。
専門は、眼科学、緑内障、網膜硝子体分野。
瑞友会（名古屋市立大学医学部同窓会）賞を受賞。

岩﨑 真一 いわさき しんいち

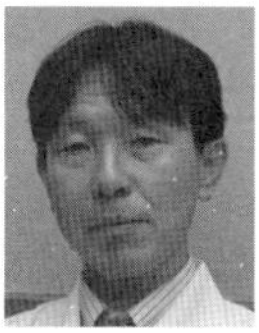

1992年東京大学医学部卒業。2009年東京大学医学部准教授を経て、2019年より名古屋市立大学医学部教授。
専門は、めまいの診療、耳科手術。
日本めまい平衡医学会理事長賞を受賞。

原沢 優子 はらさわ ゆうこ

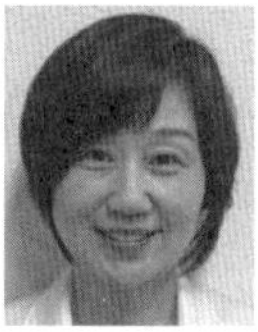

2012年名古屋市立大学大学院看護学研究科博士後期課程修了。2007年名古屋市立大学看護学部講師を経て、2015年より准教授。
専門は、高齢者看護学、在宅看護学。
編著に『多職種で支える終末期ケア　―医療・福祉連携の実践と研究―』など。

窪田 泰江 くぼた やすえ

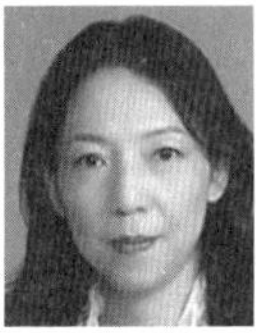

1996年名古屋市立大学医学部卒業。2010年名古屋市立大学医学部講師を経て、2017年より看護学部教授。
専門は、泌尿器科学、排尿機能、尿失禁。
日本排尿機能学会学会賞(臨床部門)、日本医師会医学研究奨励賞、臨床薬理研究振興財団研究大賞を受賞。

竹本 隆 たけもと たかし

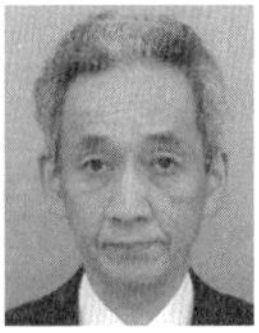

1988年愛知学院大学歯学部卒業。2010年蒲郡市民病院歯科口腔外科部長(現在)、2020年より名古屋市立大学医学部教授。
専門は、口腔外科学、顎変形症。
研究実績に糖尿病の創傷治癒、ナビゲーションシステムの口腔外科手術への応用。

瀧口 修司 たきぐち しゅうじ

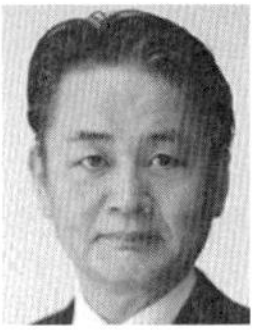

1991年大阪大学医学部卒業。2015年大阪大学医学部准教授を経て、2017年より名古屋市立大学医学部教授。
専門は、消化器外科、上部消化管、ロボット支援手術。
日本内視鏡外科学会カールストルツ賞、日本胃癌学会西記念賞を受賞。日本消化器外科学会理事など。

赤津 裕康 あかつ ひろやす

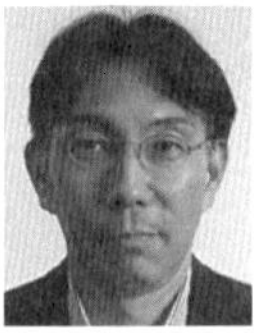

1996年名古屋市立大学大学院医学研究科博士課程修了。2014年名古屋市立大学医学部特任教授を経て、2018年より教授・同大学病院地域包括ケア推進・研究センター長兼務。
専門は、(老年)内科学、認知症、臨床栄養学、神経病理学。
第25回日本静脈経腸栄養学会フェローシップ賞を受賞。

名古屋市立大学

NAGOYA CITY UNIVERSITY

公式HP ▶

1884年に開校した名古屋薬学校と1943年に開校した名古屋市立女子高等医学専門学校を源流とし、1950年に名古屋女子医科大学と名古屋薬科大学を統合して、医学部(旧制)と薬学部(新制)の2学部からなる公立大学として設立されました。

その後、地域社会の要請に応えて学術的貢献領域を拡充しつつ、経済学部、人文社会学部、芸術工学部、看護学部と、2018年春に開設された総合生命理学部の7学部7研究科を有する都市型総合大学に発展しています。地域に開かれ広く市民と連携・協働し、学部の壁を越え教職員が一体となって、優れた人材の育成、先端的研究の世界への発信、市民の健康福祉などの社会貢献に寄与しています。「知と創造の拠点」となるべく、それぞれの分野で、知性と教養に溢れ、創造力に富んだ次世代を担う有為な人材を輩出し続けています。

■学部学生…3,877名(男:1,755名、女:2,122名)　■大学院生…732名

■専任教員…525名(教授150名、准教授117名、講師103名、助教151名、助手4名)　※2020年度

桜山(川澄)キャンパス

【医学部・看護学部】

〒467-8601 名古屋市瑞穂区瑞穂町字川澄1

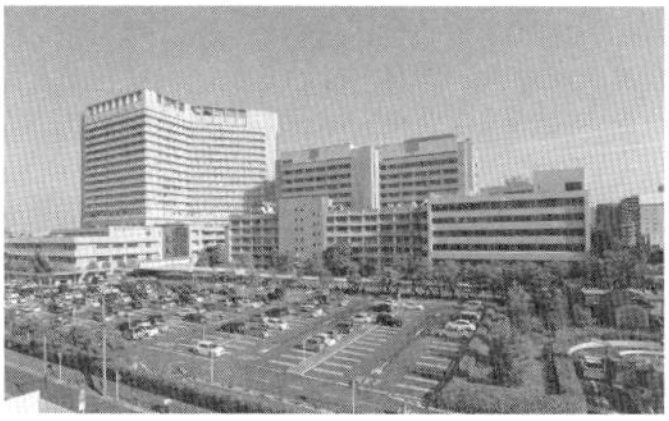

滝子(山の畑)キャンパス

【経済学部・人文社会学部・総合生命理学部】

〒467-8501 名古屋市瑞穂区瑞穂町字山の畑1

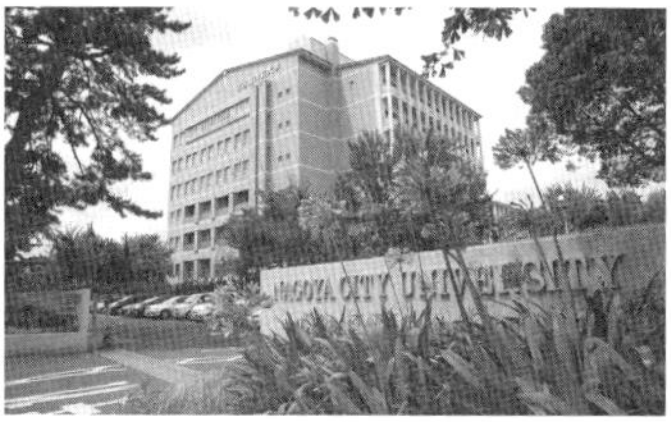

田辺通キャンパス

【薬学部】

〒467-8603 名古屋市瑞穂区田辺通3-1

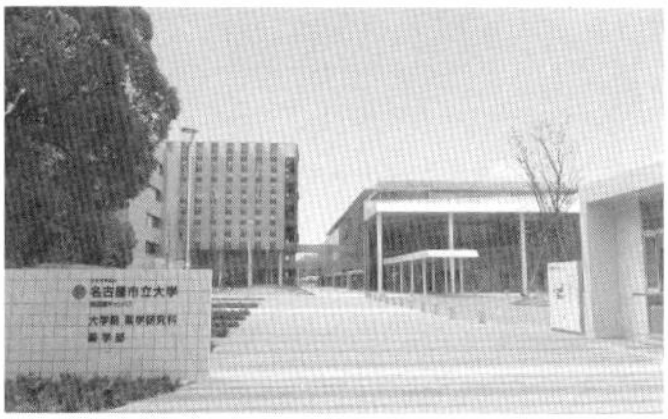

北千種キャンパス

【芸術工学部】

〒464-0083 名古屋市千種区北千種2-1-10

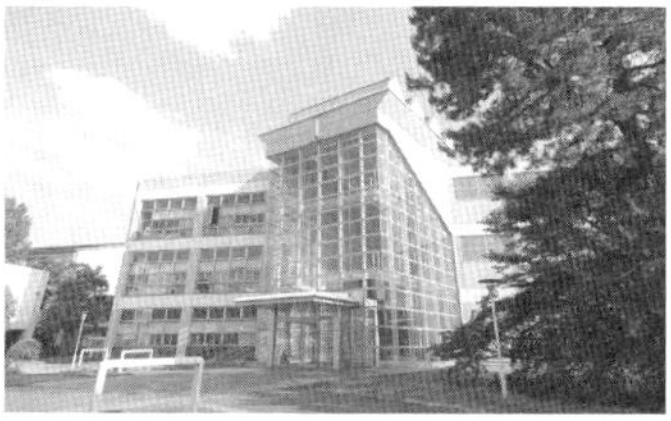

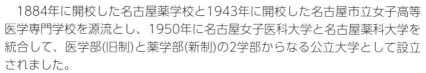

名古屋市立大学病院
NAGOYA CITY UNIVERSITY HOSPITAL

公式HP ▶

1931年に名古屋市民病院として、内科・外科・小児科・産科婦人科・眼科・耳鼻いんこう科・皮膚泌尿器科・理学診療科・歯科の９診療科で診療を開始して以来、名古屋女子医科大学附属医院などを経て、名古屋市立大学病院と改称。1966年に名古屋市瑞穂区瑞穂通から現在の場所に移転しました。

現在は35の診療科があり、2004年にできた17階建ての病棟・中央診療棟は臓器別、機能別のフロア構成となっていて、内科・外科・産科・小児科などの医師が共同でチーム医療を実践しています。2012年には東棟として喜谷記念がん治療センターもオープンし、地域がん診療連携拠点病院、がんゲノム医療連携病院、肝疾患診療連携拠点病院、総合周産期母子医療センターなどさまざまな施設認定を受けています。

大学病院として医学・医療の発展への貢献を目指すことはもちろん、地域の医療機関（病院）と連携し、地域医療連携を推進しています。

■病床数…800床(一般772床　精神28床)　■手術件数…10,104件/年
■外来患者数…465,124人/年　■入院患者数…247,787人/年
※2019年度

●診療科一覧

- ▶内科
- ▶消化器内科
- ▶肝臓内科
- ▶膵臓内科
- ▶呼吸器・アレルギー疾患内科
- ▶リウマチ科
- ▶循環器内科
- ▶内分泌・糖尿病内科
- ▶血液・腫瘍内科
- ▶脳神経内科
- ▶腎臓内科
- ▶外科
- ▶消化器外科
- ▶呼吸器外科
- ▶心臓血管外科
- ▶小児外科
- ▶乳腺外科
- ▶形成外科
- ▶整形外科
- ▶産婦人科
- ▶小児科
- ▶眼科
- ▶耳鼻いんこう科
- ▶皮膚科
- ▶泌尿器科
- ▶小児泌尿器科
- ▶精神科
- ▶放射線科
- ▶麻酔科
- ▶脳神経外科
- ▶歯科口腔外科
- ▶救急科
- ▶リハビリテーション科
- ▶病理診断科
- ▶臨床検査科

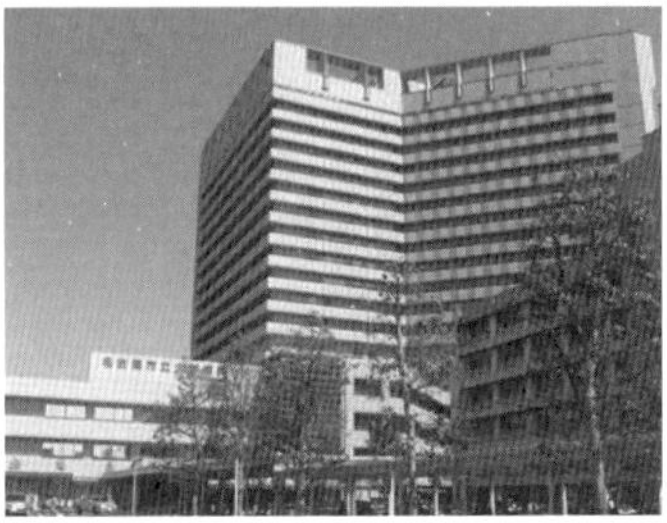

〒467-8602
名古屋市瑞穂区瑞穂町字川澄1

名市大ブックス①

人生100年時代 健康長寿への14の提言

2020年10月30日　初版第1刷　発行

編　著　名古屋市立大学
発行者　勝見啓吾
発行所　中日新聞社
〒460-8511 名古屋市中区三の丸一丁目6番1号
電話 052-201-8811（大代表）
052-221-1714（出版部直通）
郵便振替 00890-0-10
ホームページ https://www.chunichi.co.jp/nbook/
印　刷　長苗印刷株式会社
デザイン　全並大輝
イラスト　mikiko

ISBN978-4-8062-0769-6　C0047

定価はカバーに表示してあります。乱丁・落丁本はお取り替えいたします。

名市大ブックス　既刊本

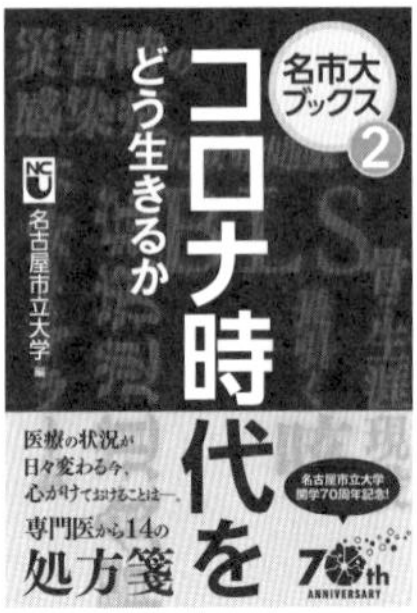

本書と同時刊行

コロナ時代をどう生きるか

A5判　並製　160頁　定価1,000円+税
ISBN 978-4-8062-0770-2　C0047

収録記事